Schüßler-Salze und Heilpflanzen

Hannelore Funk
Karin Gabriel

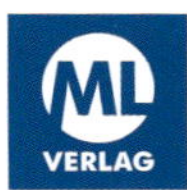

Die Autoren haben große Sorgfalt auf die (therapeutischen) Angaben, insbesondere Potenzierung, Indikationen und Warnhinweise verwendet. Dennoch entbindet dies den Anwender dieses Werkes nicht von der eigenen Verantwortung bezüglich der Verordnungen.

In erster Linie wenden wir uns hier an naturheilkundliche Fachkreise, insbesondere an Heilpraktiker(anwärter)Innen oder interessierte ÄrztInnen und ApothekerInnen.

Für Laien ersetzt dieses Buch nicht den Besuch eines Arztes oder Heilpraktikers. Auch wird eine vorangegangene Konsultation des Haus-/Facharztes vorausgesetzt. Wir empfehlen, die hier angebotenen Therapievorschläge mit Ihrem Arzt oder Heilpraktiker abzuklären. Therapiemaßnahmen sollten nicht eigenmächtig abgesetzt werden.

1. Auflage 2015

Druck: Generál Nyomda Kft., H-6727 Szeged

Titelbild: © Hetizia – fotolia.com

www.ml-buchverlag.de

ISBN: 978-3-945695-32-6

Inhaltsverzeichnis

Vorwort 7
Hinweise zum Buch 9

1. Kapitel
Beschwerden von A–Z 11
Abnehmen 12
Akne Vulgaris 14
Allergien 16
Altern (vorzeitiges, junges Altern) 18
Analerkrankungen 20
Anämie (Blutarmut) 22
Angst, Nervenschwäche 24
Appetitstörungen 26
Arthrose 28
Aufstoßen 30
Augenbeschwerden 32
Bewegungsschmerzen 34
Blähungen (Flatulenzen) 36
Blasenentzündung (Cystitis) 38
Bronchitis (Bronchialkatarrh) 40
Depression / Depressive Verstimmung 42
Durchfall (Diarrhoe) 44
Erkältung (Husten, Schnupfen, Heiserkeit) 46
Frauen: Zyklusbeschwerden 48
Frauen: Wechseljahresbeschwerden 50
Gicht (Urikopathie, Arthritis urica) 52
Haarausfall 54
Hauterkrankungen / Hautpflege 56
Hautpilzerkrankungen (Mykosen) 60
Kopfschmerzen 62

Kreislaufbeschwerden 64
Die Organuhr 67
Magenbeschwerden 68
Migräne 70
Mundgesundheit 72
Nesselsucht (Urticaria) 74
Schlafstörungen (Insomnie) 76
Schmerzen 78
Stoffwechselstörungen 82
Übergewicht (Adipositas) 84
Verbrennung 88
Verstopfung 90
Warzen 92
Zähne 94

2. Kapitel
Die Biochemie nach Dr. Schüßler
Einleitung und Grundlagen 97

12 Salze im Portrait – Salbe, Creme, Lotion 97
Lebenswichtige Mineralien und Spurenelemente 98
Die Biochemie nach Dr. Schüßler 98
Was sind Schüßler – Salze und wie wirken sie? 98
Typische Darreichungsform 99
Wie werden Schüßler-Salze eingenommen? 99
Die wichtigsten Fragen im Überblick 100
Kann ein Mineralstoffmangel behoben werden? 100
Wie werden Schüßler-Salze hergestellt ? 100
Potenzierung 100
Regelpotenz D6 100
Regelpotenz D12 101
Wo sind Schüßler-Salze erhältlich? 101
Nr. 1 Calcium fluoratum 102
Fluorkalzium, Fluorit, Flussspat, Regelpotenz D12 102

Nr. 2 Calcium phosphoricum 104
Zweibasisches Kalziumphosphat, phosphorsaures Kalzium, Regelpotenz D6 104
Nr. 3 Ferrum phosphoricum 106
Dreibasisches Eisenphosphat, phosphorsaures Eisen, Regelpotenz D12 106
Nr. 4 Kalium chloratum 108
Kaliumchlorid, Chlorkalium, Regelpotenz D6 108
Nr. 5 Kalium phosphoricum 110
Phosphorsaures Kalium, Regelpotenz D6 110
Nr. 6 Kalium sulfuricum 112
Schwefelsaures Kalium, Regelpotenz D6 112
Nr. 7 Magnesium phosphoricum 114
Phosphorsaures Magnesium, Regelpotenz D6 114
Nr. 8 Natrium chloratum 116
Natriumchlorid, Kochsalz, Regelpotenz D6 116
Nr. 9 Natrium phosphoricum 118
Phosphorsaures Natron, Regelpotenz D6 118
Nr. 10 Natrium sulfuricum 120
Schwefelsaures Natrium, Natriumsulphat (Glaubersalz), Regelpotenz D6 120
Nr. 11 Silicea 122
Kieselsäure, Regelpotenz D12 122
Nr. 12 Calcium sulfuricum 124
Calciumsulfat, Gips, Regelpotenz D6 124

3. Kapitel
12 Pflanzen für 12 Salze 127
Einleitung und Grundlagen 128
Pflanzliche Monographien 129
Pflanzliche Ernährung und Mineralien 130
Zubereitungsarten der Pflanzen 131
Die wichtigsten Fragen im Überblick 132
Warum die Ergänzung mit Heilpflanzen? 132
Wie werden Heilpflanzen angewendet? 132

Wie dosiere ich richtig? . . . 132
Wo bekomme ich Heilpflanzen? . . . 132
Brennnessel (Urtica dioica aut Urtica urens) . . . 134
Dill (Anethum graveolens) . . . 136
Gänseblümchen (Bellis perennis) . . . 138
Giersch (Aegopodium podagraria) . . . 140
Himbeere (Rubus idaeus) . . . 142
Löwenzahn (Taraxacum officinale) . . . 144
Petersilie (Petroselinum crispum aut sativus) . . . 146
Rosmarin (Rosmarinus officinalis) . . . 148
Schnittlauch (Allium schoenoprasum) . . . 149
Schnittlauch (Allium schoenoprasum) . . . 150
Spitzwegerich (Plantago lanceolata) . . . 152
Thymian (Thymus vulgaris) . . . 154
Weiße Taubnessel (Lamium album) . . . 156

4. Kapitel
Anhänge . . . 159
Wickel, Umschläge und Auflagen . . . 160
Praktische Anwendertipps . . . 160
Erkältungen / Entzündungen . . . 162
Stoffwechsel-Kuren . . . 165
Eine umfassende Stoffwechsel-Kur . . . 165
Küchenkräuter für den Stoffwechsel . . . 167
Nährwerttabellen der Mineral(Würz)Pflanzen . . . 168
Die kleine Kräuterküche . . . 170
Kräuter und ihr Gebrauch (in der Küche) . . . 170
Und noch ein kleiner Tipp für Garten- und Tierfreunde: . . . 179
Literatur und Quellenverzeichnis: . . . 189

Vorwort

Liebe Leserin, lieber Leser,

dieses Buch ist mehr als ein Aufguss bereits geschriebener Bücher über Schüßler-Salze und Heilpflanzen. Es verbindet diese beiden bislang stets getrennt betrachteten Naturheilverfahren.

Weitgehend unbemerkt ergänzen sich Schüßler-Salze und Heilpflanzen harmonisch. Sie bilden ein starkes Team. Profitieren Sie hiervon auch in Ihrer Praxis!

Die Biochemie nach Dr. Schüßler ist mit gut 100 Jahren Erfahrung eine relativ junge Heilmethode. Dem gegenüber steht die Pflanzenheilkunde als wahrscheinlich die älteste Heilkunde überhaupt. Solange es Menschen gibt, wussten diese von der Heilkraft der Pflanzen und wandten sie an. Dieses Wissen umschloss damals auch viele unserer heutigen Küchenkräuter.

Schüßler-Salze wirken auf den Stoffwechsel innerhalb der Zelle ein. Sie sorgen für die verbesserte Aufnahme von außen zugeführter Mineralien. Auch verbessern sie die Verteilung der Mineralien im Körperinneren. Einen Mineralmangel können Sie jedoch nicht ausgleichen.

Dies machen Heilpflanzen und Küchenkräuter. Sie stellen uns diese Mineralien zur Verfügung. Außerdem liefern sie wichtige Spurenelemente und Vitamine.

Pflanzen ernähren sich über ihre Wurzeln. Sie ziehen u. a. Mineralien aus dem Boden und wandeln sie in ein organisches „Wirkstoffgemisch" um. Durch das perfekte Zusammenspiel ihrer Bestandteile wirken sie auf den gesamten Stoffwechsel ein.

Das erkannte auch der Agrarwissenschaftler Justus Liebig („Mineralstoffreiche Böden bringen bessere Erträge"), der zu Schüßlers Zeit lebte.

Aus dieser Erkenntnis und Grundlage entwickelte vor über 130 Jahren der Arzt, Homöopath und Forscher Dr. med. Wilhelm Heinrich Schüßler 12 homöopathische Mineralsalze, die homogen im menschlichen Körper vorkommen. Mit seinen „Funktionsmitteln", die ein Ungleichgewicht im Mineralstoffhaushalt ausgleichen sollten, behandelte er erfolgreich viele Patienten.

Beide Wissenschaften haben sich inzwischen weiter entwickelt und finden heute weltweit immer mehr Anklang bei Ärzten, Heilpraktikern und Laien.

Dies ist ein Ratgeber für Heilberufe. Insbesondere wenden wir uns hierbei an die Einsteiger unter Ihnen, hoffen aber, dass auch der eine oder andere erfahrene Therapeut gute Anregungen für die Praxis bekommt.

Damit auch Laien die Chance haben, das Buch zu verstehen, verwenden wir die medizinischer Nomenklatur nur dort, wo diese unbedingt nötig ist.

Die Auswahl der Pflanzen und Salze trafen wir anhand unserer praktischen sowie therapeutischen Erfahrungen und aufgrund allgemeiner Beobachtungen.

Ergänzend bieten wir zu diesem Thema auch ein- und weiterführende Seminare, Workshops und Ausbildungen an.

Weitere Buchempfehlungen können dem Anhang entnommen werden.

Wir wünschen Ihnen viel Erfolg!

Hannelore Funk, Heilpraktikerin (Hannover – Gehrden)

Karin Gabriel, Heilpraktikerin (Rahden – Pr. Ströhen)

Hinweise zum Buch

Dies ist ein Ratgeber für alle Therapeuten, die mit sanften Mitteln aus der Naturheilkunde behandeln möchten. Das Buch untergliedert sich in vier Abschnitte. Zur schnelleren Suche sind die Kapitel durch Farben gekennzeichnet.

Im 1. Kapitel (grauer Teil) finden Sie eine Beschreibung verschiedener Erkrankungen und Widrigkeiten des Alltags unserer heutigen Zeit mit kurzer Definition, möglichen Ursachen und Kurzbeschreibung der Symptome.

Im 2. Kapitel (blauer Teil) sind die biochemische Heilweise nach Dr. Schüßler, 12 Schüßler-Salze und unsere 12 Heilpflanzen aufgeführt, die gut mit dem jeweiligen Salz harmonieren. Im übrigen Buch sind diese in grün abgedruckt Bei der Beschreibung der Schüßler-Salze orientieren wir uns sehr nah an Dr. Schüßler selbst.

Der neutrale Teil:
Zum Nachschlagen:
Inhaltsverzeichnis
Stichwortregister von A bis Z
Anhang: Infos

1. Der graue Teil (ab Seite 11):
Alphabetisch geordneter Behandlungsteil; Erkrankungen und Beschwerden selbst behandeln

2. Der blaue Teil (ab Seite 97):
Schüßler-Salze, Einleitung und Grundlagen der biochemischen Heilweise nach Dr. Schüßler
Kurzportrait 12 Salze

3. Der grüne Teil (ab Seite 127):
Einleitung Heil- und Arzneipflanzen,
Kurzportrait 12 Heil- und Gewürzkräuter

4. Der gelbe Teil (ab Seite 159):
Anhänge: Interessantes aus der Praxis und kleine Anwendertipps

Das 3. Kapitel (grüner Teil) widmet sich den Heilpflanzen. Wir stellen Ihnen hier 12 Heilpflanzen im Kurzportrait vor. Diese ergänzen sich perfekt zu den Schüßler-Salzen.

Das 4. Kapitel (gelber Teil) schließlich behandelt noch einmal wichtige Beispiele. Neben Kuren finden Sie hier Tipps für Küche u. a. Anwendungen sowie Nährwerttabellen – kurze Ergänzungen zu den Kapiteln 1 bis 3.

Allgemeine Hinweise im Buch
In diesem Ratgeber werden im 1. (grauen) Teil auch allgemeine Empfehlungen ausgesprochen. Z. B. wird in manchen Fällen moderater Sport, der Besuch von Selbsthilfegruppen oder eine bestimmte Ernährung oder Nahrungsergänzung empfohlen.

Wichtiger Hinweis für alle Nicht-Therapeuten
Selbstbehandlung bedeutet auch Selbstverantwortung. Wenn innerhalb kürzester Zeit keine Besserung eintritt oder bei unklaren Beschwerden wird dringend der Besuch eines Arztes oder Heilpraktikers empfohlen. Von einer Selbstbehandlung bei Notfällen oder schweren Erkrankungen raten wir ausdrücklich ab.

Wie wende ich Schüßler-Salze und Heilpflanzen richtig an?
Anwendungsmöglichkeiten und allgemeine Dosierungen werden im 2. (blauen) und 3. (grünen) Teil erläutert.

Wie finde ich meine Beschwerden?
1. Im Stichwortverzeichnis
2. Im Inhaltsverzeichnis
3. Im grauen und gelben Teil

Bewusst befassen wir uns nun im ersten Kapitel mit den – wie wir meinen – wichtigsten und häufigsten Erkrankungen unserer Zeit. Die Auswahl trafen wir anhand unserer praktischen Erfahrungen und Beobachtungen.

Allgemeine Dosierungen finden Sie in Kapitel 2 (blaues Kapitel „Die Biochemie nach Dr. Schüßler") ab Seite 97 und Kapitel 3 (grünes Kapitel „12 Pflanzen für 12 Salze") ab Seite 127.

Wir wünschen Ihnen viel Erfolg!

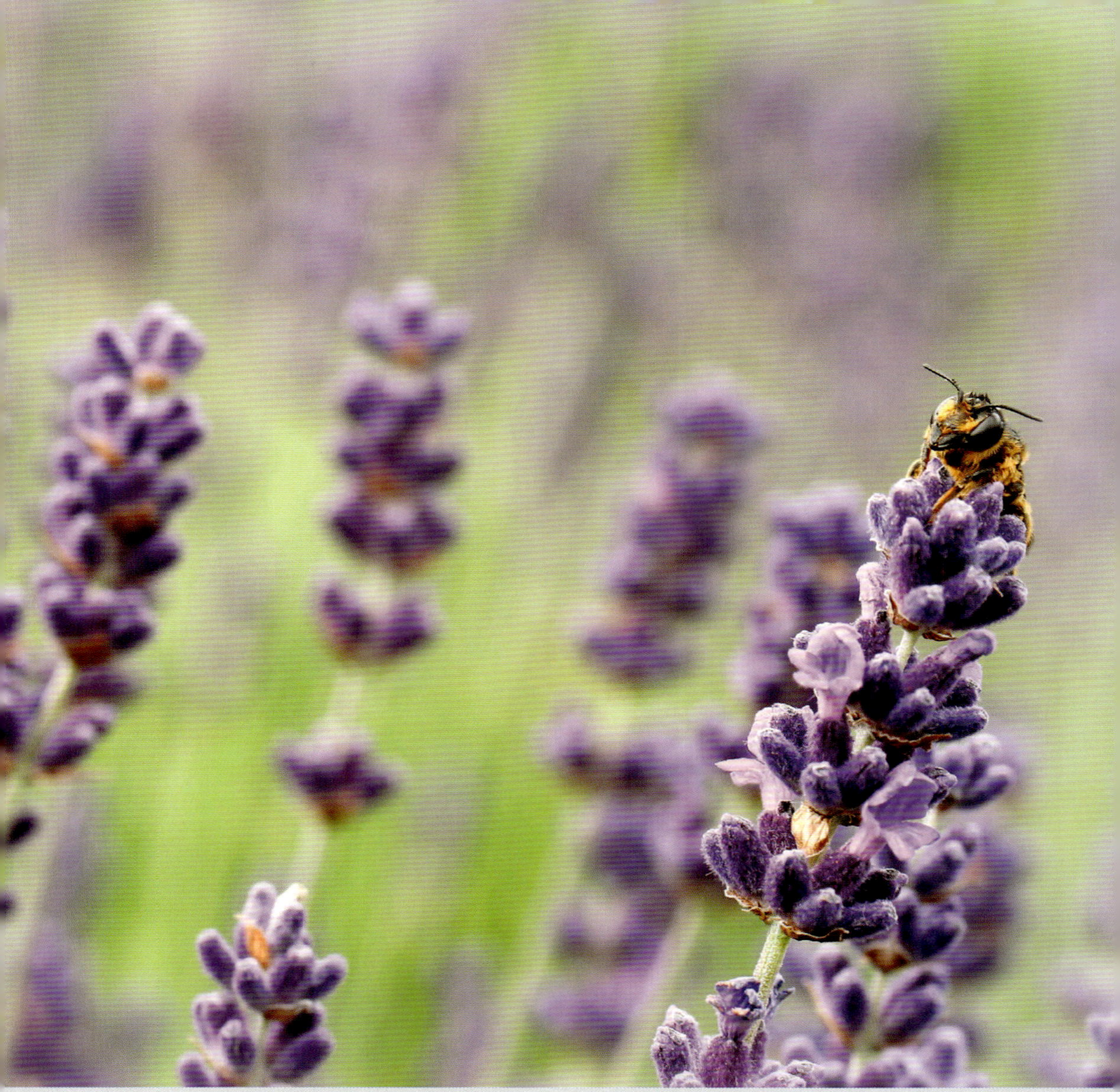

1. Kapitel

Beschwerden von A – Z

Abnehmen

Definition

Entschlacken, Entgiften, Gewichtsreduzierung durch Stoffwechselanregung des Körpers.
Mit Anregung der Ausscheidungen soll der Körper entgiftet werden. Stellt man gleichzeitig auf ausgewogene Ernährung um, ist es dem Körper wieder möglich, sein Gewicht selbst zu regulieren.

Mögliche Ursachen von Übergewicht
Über- oder Fehlernährung, Schlaf- oder Bewegungsmangel, sog. Stress- oder Langeweile-Essen, psychische Faktoren, Suchtverhalten, Stoffwechselerkrankungen, Medikamente u. a.

Symptome
Bewegungseinschränkungen, schnelle Ermüdbarkeit bei körperlicher Belastung, Herz- und Kreislaufbeschwerden, Bluthochdruck, Diabetes mellitus u. a. Stoffwechselerkrankungen, Frühjahrsmüdigkeit u. ä.

Medizinische Untersuchungen

Blutbild, Darmflora, Mikronährstoffprofil, Hormonstatus

Allgemeine Empfehlungen

Morgens nüchtern abgekochtes warmes Wasser trinken; 4–9 Wochen-Kur mit Frischpflanzensäften, grünen Smoothies, Tee u. ä.; ausreichend trinken, Süßes stark einschränken, Sauna, Sportliche Aktivitäten, viel Bewegung möglichst an der frischen Luft.

Biochemie nach Dr. Schüßler

Leberstoffwechsel – Anregung (ständige Müdigkeit)

Nr. 6 Kalium sulf. D6

Allgemeine Anregung der Ausscheidungsorgane

Nr. 10 Natrium sulf. D6

Harmonisierung des Wasserhaushaltes

Nr. 8 Natrium chloratum D6

Lösung eingelagerter Säure und Anregung des Fettstoffwechsels

Nr. 9 Natrium phos. D6

Nr. 11 Silicea D12

Leberwickel oder Auflage mit Schüßler-Salbe Nr. 6 oder Nr. 10 abends (siehe hierzu auch Seite 160).

Pflanzenheilkunde

Brennnessel	**(Urtica Urens aut U. dioica)**
Birke	(Betula pendula)
Löwenzahn	**(Taraxacum officinale)**
Artischocke	(Cynara scolymus)

In Form von Tee oder Frischpflanzensaft.

Akne Vulgaris

Definition („Acne" = große Spitze, Blüte)

Bezeichnung für verschiedene Erkrankungen der Talgdrüsenfollikel mit Sekretions- und Verhornungsstörungen, nachfolgender Entzündung und evt. Vernarbungen. Akne entsteht durch eine Überproduktion von Talg (Hautfett) in den Talgdrüsen der Haut. Es handelt sich um eine hormonbedingte (Androgene) Erkrankung und tritt überwiegend bei Jugendlichen in der Pubertät auf.

Mögliche Ursachen
Hormonstörung, erbliche Veranlagung, starke UV-Exposition (Sonnenlicht-/Mallorca-Akne), Akne Cosmetica durch Fettcremes u. a. Faktoren

Symptome
Pusteln, Mitesser, Pickel mit wässrigem, eitrigem, entzündlichem Inhalt.
Eine leichte Akne während der Pubertät verschwindet meist nach der Hormonumstellung von selbst und kann mit natürlichen Mitteln behandelt werden.

Medizinische Untersuchungen

Hormonspiegel, Blutbild, Untersuchung der Darmflora

Allgemeine Empfehlungen

Meiden von Zucker, Süßwaren, Konserven, Fast Food, Rauchen, Alkohol

Biochemie nach Dr. Schüßler

Hauptmittel

Nr. 9 Natrium phos. D6 (Fettpickel)

Nr. 10 Natrium sulf. D6

Akne, eitrig

Nr. 11 Silicea D12

Nr. 12 Calcium sulf. D6

Akne, entzündliche Pusteln

Nr. 3 Ferrum phos. D6

Nr. 4 Kalium chlor. D6

Akne, wässrige Pickel

Nr. 8 Natrium chlor. D6

Pflanzenheilkunde

Ringelblumenblüten	(Calendula officinalis)
Stiefmütterchenkraut	(Viola tricoloris)
Frauenmantelkraut	(Alchemillae vulgaris)
Schafgarbenkraut	(Achillea millefolium)

In Form von Tee oder Frischpflanzensaft.

Ringelblumen und Stiefmütterchen äußerlich auch als Salbe.

Allergien

Definition

Angeborene oder erworbene spezifische Änderung der Reaktionsfähigkeit des Immunsystems gegenüber körperfremden, eigentlich unschädlichen Substanzen, die als Allergene bekannt sind.
Eine Allergie ist immer eine überschießende Reaktion des Immunsystems.

Mögliche Ursachen
Angeboren, erworben (z. B. allgemeine Schwächung des Immunsystems), chronische Erkrankungen, andere Faktoren

Symptome
Auftreten von Entzündungen an verschiedenen Organsystemen. Typisch: Heuschnupfen, laufende Nase, entzündete Augen, asthmatischer Husten; auch Haut (Rötung, Quaddeln) und Verdauungstrakt (Durchfall) können betroffen sein.

Medizinische Untersuchungen

Allergietests (Kinesiologie, Bioresonanz, Bluttests auf z. B. Quecksilber u. ä.), Untersuchung der Darmflora

Allgemeine Empfehlungen

Meiden des Allergens soweit wie möglich. Die Ernährung sollte überwiegend aus vollwertigen, saisonalen Lebensmitteln bestehen.

Biochemie nach Dr. Schüßler

Hauptmittel

Reduzierung der Histaminfreisetzung

Nr. 2 Calcium phos. D6

Fließschnupfen, tränenden Augen, Geruchsverlust

Nr. 8 Natrium chlor. D6

Nebenmittel

Nach Ausscheidungszeichen

Entzündungen:	Nr. 3	Ferrum phos. D12
Verstopfte Nase:	Nr. 4	Kalium chlor. D6
Spannungssenkung:	Nr. 7	Magnesium phos.D6
Ausleitung allgem.:	Nr. 10	Natrium sulf. D6

Pflanzenheilkunde

Brennnessel	**(Urtica Urens aut U. dioica)**
Holunderblüten	(Sambucus nigra)
Lindenblüten	(Tilia cordata aut grandiflora)
Fenchel	(Foeniculum vulgare)

In Form von Tee oder Frischpflanzensaft.

Holunder- und Lindenblüten auch als Auflage oder Umschläge (Stirn, Hals, Arme, Beine).

Altern (vorzeitiges, junges Altern)

Definition

Altern ist ein natürlicher Ablauf aller Lebewesen. Typische Alterserkrankungen sind degenerative, stoffwechselbedingte Verschleißerscheinungen im fortgeschrittenen Alter.

Mögliche Ursachen

Altern ist keine Krankheit, kann aber durch besondere gesundheitliche Umstände oder Raubbau der Kraftreserven frühzeitig beginnen.

Belastend wirken sich eine ungesunde Lebensführung mit Bewegungsmangel, Nikotin, Alkohol Stress, starke UV-Bestrahlung u. a. auf den Menschen aus und lässt ihn frühzeitig altern.

Symptome

Frühe Verschleißerscheinungen an Körper und Psyche, Energieverlust, schwache Nerven, Bindegewebsschwäche, tiefe Falten.

Medizinische Untersuchungen

Mikronährstoffprofil, kleines oder großes Blutbild, Untersuchung der Darmflora

Allgemeine Empfehlungen

Lebensumstellung, den eigenem Biorhythmus finden, Vermeidung von Stress (Stress macht „sauer" und Lust auf Süßes wie Schokolade u. a.), Entspannungsübungen. Ausgewogene Kost, ausreichend trinken, langsam essen.

Biochemie nach Dr. Schüßler

Hauptmittel

Nr. 11	Silicea D12	
Nr. 1	Calcium fluor. D12	

Beim Nachlassen von Energie

Nr. 2	Calcium phos. D6	morgens 3 Tabl.
Nr. 5	Kalium phos. D6	vormittags 3 Tabl.
Nr. 7	Magnesium phos. D6	abends 3 Tabl.

Pflanzenheilkunde

Baldrian	(Valeriana officinalis)
Hopfen	(Humulus lupulus)
Melisse	(Melissa officinalis)
Kamille	(Matricaria recutita)

In Form von Tee oder Frischpflanzensaft, Kapseln oder Tabletten.

Analerkrankungen

Definition

Erkrankungen am Darmausgang (After, lat. Anus). Häufige Analerkrankungen in der Bevölkerung sind **Hämorrhoiden** (griech. Haimorrhoidos = Blutfluss): Knotenförmige Erweiterungen von Venen, die am untersten Teil des Afters liegen. Sie können innerlich und äußerlich liegen. Innere Hämorrhoiden sind nach außen hin nicht sichtbar. Beim Pressen während des Stuhlgangs können sie als blaurote Knoten sichtbar werden. Äußere Hämorrhoiden liegen in Höhe des Schließmuskels und fallen als Knoten am Anus auf.

Mögliche Ursachen

Erbliche Disposition, Veranlagung zu Krampfadern, Ballstoffarme Kost, Bewegungsmangel, sitzende Tätigkeit, Verstopfung, Durchfälle, Lebererkrankungen, Pfortaderstau, Herz-/Kreislauferkrankungen u. a.

Symptome

Analjucken, Schmerzen, Blut im Stuhl, sichtbare Knoten, Entzündungen am Anus.

Medizinische Untersuchungen

Ausschluss einer Erkrankung des Enddarms; kleines oder großes Blutbild, Untersuchung der Darmflora

Allgemeine Empfehlungen

Weniger scharfe Gewürze, Kaffee, Alkohol. Mehr Bewegung.
Wichtig: gute Verdauung, Analpflege.

Biochemie nach Dr. Schüßler	
Hauptmittel	
Knoten, Verhärtungen, Einrisse	
Nr. 1	Calcium fluor. D12
Allgemeine Bindegewebsstärkung	
Nr. 11	Silicea D12
Schleimhaut- und Venenmittel	
Nr. 4	Kalium chlor. D6
Nebenmittel	
Brennendes, entzündliches Hautgefühl	
Nr. 3	Ferrum phos. D12
Haut juckend, schmerzhaft	
Nr. 7	Magnesium phos. D6
Haut brennend, nässend	
Nr. 8	Natrium chlor. D6

Pflanzenheilkunde	
Ringelblume (Calendula officinalis) Schafgarbe (Achillea millefolium)	Als Tee oder Frischpflanzensaft
Hamamelis (Hamamelis virginia)	Als Salbe oder Zäpfchen
Eichenrinde (Quercus robur) oder Kamille (Matricaria recutita)	In Form von Sitzbädern

Anämie (Blutarmut)

Definition

Verminderung von Erythrozytenzahl, Hämoglobinkonzentration und Hämatokrit unter die altersentsprechenden und geschlechtsspezifischen Normwerte... " im Blut. Alle 3 Werte müssen gemeinsam von der Norm abweichen. „Blutleere", „Blässe um die Nase".

Mögliche Ursachen

Übermäßiger Blutverlust, organische Erkrankungen, genetische Faktoren, Folsäuremangel, Magenerkrankungen, Schwangerschaft, Wachstum u. a.

Symptome

Allgemeines Schwächegefühl, Schwindel, rasche Ermüdbarkeit, Ohrensausen, Kopfschmerz, Konzentrationsschwäche, Reizbarkeit, Herzklopfen nach leichter Anstrengung, Frösteln, kalte Hände und Füße, trockene, blasse Haut, schwarze Augenringe von der Nasenwurzel her, blasse Lippen, Mundwinkeleinrisse u. a.

Medizinische Untersuchungen

Mikronährstoff- und Spurenelementprofil, kleines oder großes Blutbild; ggf. Knochenmarkspunktion

Allgemeine Empfehlungen

Einhaltung einer blutbildenden Diät, z. B. mit Spinat, Rote Beete, Kirschen, Trauben und viel Vitamin C. Vermehrter Aufenthalt in frischer Luft, kalte Waschungen, Kneippsche Güsse.

Biochemie nach Dr. Schüßler

Hauptmittel

Nr. 3 Ferrum phos. D3

Nr. 8 Natrium chlor. D6

Nr. 2 Calcium phos. D6

Pflanzenheilkunde

Brennnessel **(Urtica Urens aut U. dioica)**

In Form von Tee oder Frischpflanzensaft oder als pflanzliches Tonikum (z. B. Kräuterblut).

Angst, Nervenschwäche

Definition

Unangenehmer, emotionaler Zustand mit zentralem Motiv der Vermeidung bzw. Abwehr einer Gefahr u. stereotypen psych. u. phys. Begleiterscheinungen: Unsicherheit, Unruhe, Erregung (evt. Panik, Bewusstseins-, Denk- und Wahrnehmungsstörungen, Anstieg von Puls- und Atemfrequenz, verstärkte Darm- u. Blasentätigkeit, Übelkeit, Zittern, Schweißausbrüche ...[ii]

Mögliche Ursachen

Angst ist uns angeboren und warnt seit Urzeiten vor Gefahren. Innerhalb von Sekunden ist der Mensch in Kampfbereitschaft oder ergreift die Flucht. Ängste gibt es so viele, wie es Auslöser gibt.

Symptome

Durch dauernde Ängste können diverse Stresssymptome wie: Schlafstörungen, Nervenschwäche, Gereiztheit, Schreckhaftigkeit, grübeln, sich dauernd sorgen, unbegründete Ängste, dauernde Müdigkeit, Unkonzentriertheit, Bluthochdruck u. a. entstehen.

Medizinische Untersuchungen

Mikronährstoff- und Spurenelementprofil, Hormonstatus (Neurotransmitter), Neurologe/Psychater (EEG u. ä.)

Allgemeine Empfehlungen

Entspannungsübungen, Meditation, Selbsthilfegruppen, ... B-Vitamine in (hoch) dosierter Gabe.

Biochemie nach Dr. Schüßler

Botenstoffe

Calcium spielt eine wichtige Rolle bei der Signalüberragung von Zelle zu Zelle. Mit seiner Hilfe wird Serotoin (wichtiges Glückshormon) ausgeschüttet.[1]

Nr. 1 Calcium fluor. D12

Nr. 2 Calcium phos. D6

Nervenberuhigung

Nr. 5 Kalium phos. D6

Nr. 7 Magnesium phos. D6 „Heiße 7"

Biochemische Nervenschaukel

Nr. 2 D6 morgens 3 Tabl.
Nr. 5 D6 mittags 3 Tabl.
Nr. 7 Magnesium phos. D6 abends als „Heiße 7"

Pflanzenheilkunde

Baldrian	(Valeriana officinalis)
Hopfen	(Humulus lupulus)
Melisse	(Melissa officinalis)
Passionsblume	(Passiflora incarnata)
Lavendel	(Lavendula augustifolia)
Rose	(Rosa canina)

In Form von Tee oder Frischpflanzensaft oder als Riechsäckchen. Gut eignen sich auch Fertigpräparate in Tabletten oder Kapselform (Dosierung gem. Hersteller).

Appetitstörungen

Definition

Gestörtes Hunger-/Appetitgefühl; kein oder nur wenig Hungergefühl, Essensekel oder Heißhungerattacken.

Mögliche Ursachen

Zu hastiges Essen, Lebensmittelunverträglichkeit, Salzsäuremangel (Magen), Infekt, Kopfschmerzen, Klimaveränderung, Überanstrengungen, Zeitmangel, seelische Belastungen, organische Ursachen u. a.

Symptome

Heißhunger auf Süßes, Herzhaftes usw.; kein Sättigungsgefühl oder Ekel beim Anblick von Speisen.

Appetitstörungen oder Essstörungen treten in der heutigen Zeit häufig auf (siehe auch Übergewicht).

Medizinische Untersuchungen

Mikronährstoffprofil, kleines oder großes Blutbild, psychologische Abklärung; Internist (Sonographie u. ä.)

Allgemeine Empfehlungen

„Gut gekaut ist halb verdaut", d. h. langsam und in Ruhe die Mahlzeiten einnehmen; bitterstoffreiche Nahrung bevorzugen. Aromatische Gewürze wie Rosmarin, Thymian, Fenchel und Anis regen die Geschmacksnerven an. Frische Kräuter sorgen für mehr Energie.

Biochemie nach Dr. Schüßler		
Fehlender oder mangelnder Appetit		
Nr. 8	Natrium chlor. D6	Salzsäuremangel
Nr. 11	Silicea D12	
Energiemangel, nervöser Magen		
Nr. 5	Kalium phos. D6	
Nr. 7	Magnesium phos. D6	Süßigkeitenjeeper
Ständiges Hungergefühl		
Nr. 2	Calcium phos. D6	je 5 Tbl. in Wasser langsam trinken
Nr. 5	Kalium phos. D6	
Nr. 7	Magnesium phos. D6	
Nr. 8	Natrium chlor. D6	Säuremangel
Nr. 9	Natrium phos. D6	Säureüberschuss
Nr. 10	Natrium sulf. D6	anfallsweiser Heißhunger
Nr. 8	Natrium chlor. D6	
Nr. 8	Natrium chlor. D6	mit schneller Sättigung

Pflanzenheilkunde	
Kamille (Matricaria recutita) Fenchel (Foeniculum vulgare) Melisse (Melissa officinalis)	zur Magenberuhigung/ -Säurebindung
Leber-Galle-Tee wirkt Magensäure anregend. In Form von Tee oder Frischpflanzensaft.	

Arthrose

Definition

... Degenerative Gelenkerkrankung, entsteht vorwiegend bei einem Missverhältnis zwischen Beanspruchung und Beschaffenheit bzw. Leistungsfähigkeit der einzelnen Gelenkanteile und Gewebe ...

Mögliche Ursachen

Angeborene Bindegewebeschwäche, Bewegungsmangel, Gelenkfehlbelastungen, Leistungssport, Störungen der Knorpel- und Knochenbildung, hohes Körpergewicht Stoffwechselstörungen, Alter u. a.

Symptome

Anfangs Spannungsgefühl und Steifigkeit in den Gelenken, Anlaufschmerz, Belastungsschmerzen, Gelenkgeräusche, Fehlstellungen, Knochenverdickung, Entzündungen.

Arthrose entwickelt sich schleichend und kann schon in jüngeren Jahren beginnen.

Medizinische Untersuchungen

Eine kausale Therapie gibt es nicht. Die Behandlung richtet sich individuell nach dem Krankheitsprozess. Die Diagnosestellung erfolgt durch Röntgen des Gelenks.

Allgemeine Empfehlungen

Durch Nahrungsergänzungsmittel, angepasste Bewegung, Physiotherapie, Umschläge, Wickel oder Bäder kann die Erkrankung teilweise gemildert werden.

Biochemie nach Dr. Schüßler

Hauptmittel

Knochenaufbau:

Nr. 1 Calcium fluor. D12
Nr. 2 Calcium phos. D6
Nr. 7 Magnesium phos.D6
Nr. 11 Silicea D12

Knorpelaufbau:

Nr. 8 Natrium chlor. D6
Nr. 1 Calcium fluor. D12

Nebenmittel

Stoffwechsel:

Nr. 9 Natrium phos. D6 zusammen mit
Nr. 10 Natrium sulf. D6

Entzündung:

Nr. 3 Ferrum phos. D12

Gelenkschwellung:

Nr. 4 Kalium chlor. D6
Nr. 8 Natrium chlor. D6

Pflanzenheilkunde

Brennnesselextrakt (Urtica Urens aut U. dioica)
Giersch (Aegopodium podagraria)
Teufelskrallenextrakt (Harpagophytum procumbens)
und wegen der Kieselsäure:
Ackerschachtelhalm (Equisetum arvense)

In Form von Tee oder Frischpflanzensaft. Gut eignen sich auch Fertigpräparate in Tabletten oder Kapselform (Dosierung gem. Hersteller), sowie Öle und Salben je nach Symptomen.

Äußerlich: Johanniskrautöl, Rheumasalben

Aufstoßen

Definition

... in den Magen gelangte Luft entweicht (z. B. als sog. Bäuerchen der Säuglinge)... [ii]

Mögliche Ursachen

Aufstoßen ist ein natürlicher Vorgang. Der Körper versucht damit Luft aus dem Oberbauch über die Speiseröhre nach außen loszuwerden. Häufiges Aufstoßen mit anderen Begleitsymptomen kann auf eine Verdauungsstörung oder andere Erkrankung hinweisen, wie z. B. Magen- oder Darmerkrankungen, Gastritis, Leber- und Gallenbeschwerden, Gallensteine u. ä.

Symptome

Druckgefühl im Oberbauch, häufiges Aufstoßen nach bestimmten Mahlzeiten oder nüchtern z. B. morgens. Unangenehmes Brennen in der Speiseröhre, Schmerzen u. a.

Medizinische Untersuchungen

Abklärung anderer gastrointestinaler Ursachen wie z. B. Gallensteine, Magenulkus u. ä.

Allgemeine Empfehlungen

Auf Unverträglichkeiten vom Essen achten; kohlensäurehaltige Getränke meiden.

Biochemie nach Dr. Schüßler

Bitteres Aufstoßen

Nr. 10	Natrium phos. D6
Nr. 3	Ferrum phos. D12

Saures Aufstoßen

Nr. 9	Natrium phos. D6
Nr. 10	Natrium sulf. D6

Brennendes Aufstoßen

Nr. 4	Kalium chlor. D6
Nr. 8	Natrium chlor. D6
Nr. 3	Ferrum phos. D12

Luft, die nicht entweichen kann

Nr. 7	Magnesium phos. D6

Auch bewährt in Form von Bauch- oder Leberwickel mit Schüßler-Salbe Nr. 6 oder Nr. 10 (siehe auch Seite 160).

Pflanzenheilkunde

Löwenzahn	**(Taraxacum officinale)**	Bitterstoffe
Mariendistel	(Silybum marianum)	
Kamille	(Matricaria recutita)	beruhigend
Melisse	(Melissa officinalis)	

In Form von Tee oder Frischpflanzensaft. Gut bewährt haben sich auch warme Bauchkompressen mit Kamille (Matricaria recutita) oder Melisse (Melissa officinalis) (siehe auch Seite 160).

Augenbeschwerden

Definition

Trockenes, tränendes Auge: unzureichende Benetzung der Augen durch Sekretionsstörung einer oder mehrerer Phasen des Tränenfilms.
Konjunktivitis: Augenbindehautentzündung. [ii]

Mögliche Ursachen
Organische Ursachen, Allergie, Überempfindlichkeit gegen Gase, scharfe Flüssigkeiten, Sonnenlicht, Ozon u. a.

Symptome
Gerötete, juckende, schmerzhafte Augen. Gegebenenfalls mit vermehrtem oder vermindertem Tränenfluss und / oder wässrigen, schleimigen, morgens krustigen Absonderungen.

Medizinische Untersuchungen

Augenerkrankungen gehören grundsächlich in die Hand eines Augenarztes. Empfohlene Mittel verstehen sich lediglich als Zusatztherapie.

Allgemeine Empfehlungen

Augen mit einer Schutzbrille gegen Wind, Zugluft und Sonne schützen.

Biochemie nach Dr. Schüßler

Trockene oder tränende Augen

Nr. 8 Natrium chlor. D6

Augenschmerzen durch Überanstrengung

Nr. 1 Calcium fluor. D12

Nr. 3 Ferrum phos. D12

Nr. 7 Magnesium phos. D6

Augenentzündung (Bindehautentzündung)

Nr. 3 Ferrum phos. D12 siehe auch Entzündungsstadien (Absonderung)

Nr. 4 Kalium chlor. D6

Nr. 8 Natrium chlor. D6

Nr. 9 Natrium phos. D6

Nr. 10 Natrium sulf. D6

Pflanzenheilkunde

Kamille (Matricaria recutita)

Lindenblüte (Tilia cordata / grandiflora)

In Form von Tee oder Frischpflanzensaft.

Orangenblütenwasser
(als Fertigarznei in der Apotheke erhältlich) als Erfrischung für die Augen.

Bewegungsschmerzen

Definition

Schmerzen im Bewegungsapparat; diese können Knochen, Gelenke, Sehnen, Muskeln oder Bänder betreffen. Vom Laien sind sie häufig nicht klar abzugrenzen.

Mögliche Ursachen

Bewegungsschmerzen können viele Ursachen haben wie z. B. Verletzungen, Muskelkater, Zugluft, Kälte, eine verspannte Haltung, Fehlhaltungen, Überbeanspruchung des Körpers, Leistungssport, Bewegungsmangel, Abnutzungen der Knorpelschicht, Bandscheibenvorfälle, Knochenverrenkungen (Gartenarbeit), Stoffwechselerkrankungen, organische Erkrankungen (Osteoporose, Rachitis) u. a.

Symptome

Bewegungseinschränkung; reißende, ziehende, lähmende Schmerzen, Kopfschmerzen, Migräne u. a. Symptome.

Medizinische Untersuchungen

Diagnose durch Tasten, Funktionsprüfung, unfassende Labordiagnostik (Rheumafaktor u. ä.); Orthopäde (Röntgen, Ultraschall u. ä.)

Allgemeine Empfehlungen

Auslösende Faktoren meiden. Zur Schmerzlinderung: Rheumasalben, (Pflanzen-) Umschläge, Wickel. Kälte bei Schwellungen und Entzündungen; Wärme bei Steifigkeit und Verspannungen.

Biochemie nach Dr. Schüßler

Vorübergehende Schmerzen lassen sich gut mit Schüßler-Salzen und durchblutungsfördernden Cremes selbst behandeln.

Knochen und Knorpelaufbau (Langzeitbehandlung)

Nr. 1	Calcium fluor. D12
Nr. 2	Calcium phos. D6
Nr. 7	Magnesium phos. D6
Nr. 8	Natrium chlor. D6
Nr. 11	Silicea D12

Nebenmittel zur Säurebindung

Nr. 9	Natrium phos. D6
Nr. 10	Natrium sulf. D6
Nr. 11	Silicea D12

Selbstbehandlung nach allgem. Dosierung (ab Seite 97).

Pflanzenheilkunde

Brennnessel	**(Urtica dioica aut U. urens)**
Birke	(Betula pendula)
Ackerschachtelhalm	(Equisetum arvense)

In Form von Tee oder Frischpflanzensaft als Kur mehrfach im Jahr durchführen.

Blähungen (Flatulenzen)

Definition

(lat. flatus Wind, Blähung); Aufblähung des Magens bzw. des Darms... mit reichl. Abgang von Darmgasen (nervös, organ. od. nahrungsbedingt). [ii]

Mögliche Ursachen

Blähende Lebensmittel (z. B. Hülsenfrüchte, Lauch, Fettes, Süßes, ungenügendes Kauen), Allergien, Funktionsstörungen von Verdauungsorganen, organische oder angeborene Darmerkrankungen (Laktoseintoleranz); auch seelische Faktoren können der Auslöser sein.

Symptome

Aufstoßen, Völlegefühl, Druckgefühl und aufgetriebener Bauchraum; leichte bis heftige Bauchschmerzen; übelriechende Winde.

Medizinische Untersuchungen

Untersuchung der Darmflora; Blutbild; Ausschluss anderer gastrointestinaler Ursachen

Allgemeine Empfehlungen

Wärme, Bauchwickel, Bauchmassagen. Ständige Blähungen bedingen ggf. eine Ernährungsumstellung. Durch Trennkost die Ernährung auf Unverträglichkeiten bestimmter Speisen oder Speisezusammenstellungen prüfen. Blähauslösende Kost vermeiden. Gewürze und Kräuter machen die Speisen verträglicher.

Biochemie nach Dr. Schüßler

Hauptmittel

Druckschmerzen, Gärungen

Nr. 6 Kalium sulf. D6

Krampfartigen Schmerzen

Nr. 7 Magnesium phos. D6 („Heiße 7")

Nach fetten Speisen

Nr. 9 Natrium phos. D6

Faulig riechende Blähungen

Nr. 5 Kalium phos. D6

Nr. 10 Natrium phos. D6 (wie faule Eier)

Nebenmittel

Nr. 3 Ferrum phos. D12 (Entzündungen)

Nr. 8 Natrium chlor. D6 (Magendruck)

Selbstbehandlung nach allgem. Dosierung (ab Seite 97).

Pflanzenheilkunde

Fenchel (Foeniculum vulgare)

Kümmel (Carum carvi)

Anis (Pimpinella anisum)

Pfefferminze (Mentha piperita)

In Form von Tee oder Frischpflanzensaft.

Blasenentzündung (Cystitis)

Definition

... Entzündung der Blasenschleimhaut, in schweren Fällen auch der ganzen Blasenwand ... [ii]

Mögliche Ursachen

Unterkühlung, Durchnässung (im Sommer durch nasse Badekleidung), Einwanderung von Keimen über die Harnröhre (Streptokokken, Staphylokokken), Infektionen aus dem Dickdarm (schlechte Reinigung nach Toilettengang), organische Ursachen, Stoffwechselstörungen.

Symptome

Ständiger Harndrang, häufiges Wasserlassen, brennende Schmerzen beim Wasserlassen, Blasenschmerzen und allgemeines Krankheitsgefühl.

Medizinische Untersuchungen

Urindiagnostik, kleines Blutbild. Eine Blasenentzündung muss schnell behandelt werden, damit keine Ausbreitung der Keime entsteht.

Allgemeine Empfehlungen

Viel trinken. Nur warme Getränke wie Wasser, Tee (keine Fruchtsäfte). Präparate mit Meerrettichwurzel oder Kapuzinerkresse (auch als Fertigarznei in der Apotheke erhältlich).

Biochemie nach Dr. Schüßler

Hauptmittel

Nr. 3 Ferrum phos. D12 und

Nr. 4 Kalium chlor. D6

bei den ersten Anzeichen, alle 10 Min. 1 Tbl. im Wechsel lutschen oder

5x täglich je 5 Tbl. im heißen Wasser auflösen und langsam trinken

Mineralstoffgemisch

(jeweils 5 Tabl. je Salz jeweils in der Potenz D6 in heißem Wasser auflösen und warm 4–5x über den Tag verteilt langsam trinken):

Nr. 4	Kalium chloratum	(Schleimhautmittel)
Nr. 7	Magnesium phos.	(Blasenschmerz)
Nr. 9	Natrium phos.	(Entsäuerung)
Nr. 10	Natrium sulf.	(Ausleitung)

Selbstbehandlung nach allgem. Dosierung (ab Seite 97).

Pflanzenheilkunde

Goldrute	(Solidago virgaurea)
Birke	(Betula pendula)
Kamille	(Matricaria recutita)

In Form von Tee oder Frischpflanzensaft.

Bronchitis (Bronchialkatarrh)

Definition

... Entzündung der Bronchialschleimhaut...[ii]

Mögliche Ursachen
Wird häufig durch Erkältungen und Grippeviren oder bakterielle Infektionen ausgelöst. Auch andere Ursachen (Allergien; chemische, toxische, ... Reize) sind möglich.

Symptome
Allgemeine Erkältungsbeschwerden wie starker Hustenreiz, wundes, brennendes Gefühl im Halsbereich, evtl. Fieber, Mattigkeit, schweres Krankheitsgefühl.

Medizinische Untersuchungen

Palpation, Auskultation, Perkussion. Blutbild, Mikronährstoffprofil bei chronischer Erkrankung

Allgemeine Empfehlungen

Bei Fieber Bettruhe; heiße Getränke, Erkältungstee, schwitzen; verdampfen ätherischer Öle; Einreibungen mit ätherischen Ölen auf Brust und Rücken (sog. Erkältungsbalsame), Kartoffelwickel.

Biochemie nach Dr. Schüßler

Im Anfangsstadium

Nr. 3	Ferrum phos. D12	(Halsbrennen) alle 10 Min. je 1 Tbl.
Nr. 4	Kalium chlor. D6	(zäher, weißer Schleim) alle 30 bis 60 Min. je 1 Tbl.
Nr. 6	Kalium sulf. D6	(lockerer gelber Schleim) stündlich je 1 Tbl
Nr. 7	Magnesium phos. D6	(Krampfhusten) alle 5 bis 10 Min. 1 Tbl. oder 1- bis 2-mal eine „Heiße 7"

Bronchitis im fortgeschrittenen Stadium gehört unbedingt in die fachlichen Hände eines Arztes.

Selbstbehandlung nach allgem. Dosierung (ab Seite 97).

Pflanzenheilkunde

Lindenblüten	(Tilia cordata aut T. platyphyllos)
Holunderblüten	(Sambucus nigra)
Salbei	(Salvia officinalis)
Spitzwegerich	**(Plantago lanceolata)**
Thymian	**(Thymus vulgaris)**

In Form von Tee oder Frischpflanzensaft, Gurgeln mit Salbeitee, Lutschen von Kräuterbonbons, Dampfinhalation wie zu Großmutters Zeiten unter einem Tuch über einer dampfenden Schüssel.

Depression / Depressive Verstimmung

Definition

Psychische Erkrankung, die zum Verlust der Lebensfreude, zu großer Traurigkeit und zum Gefühl der Sinnlosigkeit des Lebens führt. Depressionen sind abzugrenzen von vorübergehenden trüben Gedanken und einer psychischen Grunderkrankung.

Mögliche Ursachen

An einer Depression kann jeder erkranken. Ursachen können sein: allgemeine Erschöpfung, Schlafmangel, Ernährungsmangel, Lichtmangel, Winterdepression, Hormonschwankungen, Klimakterium, Todesfälle u. ä.

Symptome

Stimmungsschwankungen, Interessenverlust, kreisen von Gedanken, Konzentrationsstörungen, Schlaflosigkeit, Schuldgefühle, Versagensängste, u. ä.. Auch körperliche Symptome wie Herzrasen, Verdauungsprobleme oder Kopfschmerzen können auf eine depressive Stimmungslage hinweisen.

Medizinische Untersuchungen

Hormonstatus (Neurotransmitter), Mikronährstoffprofil (Vit. B + D); Blutbild, Untersuchung der Darmflora

Allgemeine Empfehlungen

Selbsthilfegruppen, den eigenen Biorhythmus finden, Spaziergänge (Natur), Meditation, leichte Sportarten. Dringend anzuraten ist auch die Gabe von B-Vitaminen.

Biochemie nach Dr. Schüßler

Hauptmittel

Nr. 5	Kalium phos. D6	(Erschöpfung)

Nebenmittel

Nr. 2	Calcium phos. D6	(Reizdämpfung)
Nr. 7	Magnesium phos. D6	(entspannend)
Nr. 8	Natrium chlor. D6	(Traurigkeit)
Nr. 9	Natrium phos. D6	(Übersäuerung)
Nr. 10	Natrium sulf. D6	(Ausscheidung)

Selbstbehandlung nach allgem. Dosierung (ab Seite 97).

Pflanzenheilkunde

Johanniskraut	(Hypericum perforatum)
Wildes Stiefmütterchen	(Viola tricoloris)
Melisse	(Melissa officinalis)

In Form von Tee oder Frischpflanzensaft.

Beachte: Johanniskrauttee wirkt erst nach mehreren Wochen Einnahmedauer. Die Haut reagiert während dieser Zeit ggf. sensibel auf Sonneneinwirkung (Phototoxische Wirkung). Es können sich braune Flecken bilden. Die Haut ist deshalb vor direkter Sonneneinstrahlung zu schützen.

Bewährt hat sich auch die Einnahme von Passionsblume, Lavendel, Hopfen und Melisse in Kapselform.

Durchfall (Diarrhoe)

Definition (Diarroia = „das Durchfließen", griech.)

… dünnflüssiger reichl. Stuhl (sog. Durchfall) … [ii]

Mögliche Ursachen

Infektionen, Magen- und Darmgrippe, Speisenunverträglichkeit, Allergien, psychische Probleme (Angst, Aufregung)

Symptome

Akut: Dünnflüssiger Stuhlgang, teilweise mit festen Anteilen und hohem Gasgehalt, der mehr als dreimal täglich auftritt.
Die chronische Form dauert länger als drei Tage.

Medizinische Untersuchungen

Chronisch: umfassende Stuhldiagnostik, Abklärung anderer gastrointestinaler Erkrankungen

Allgemeine Empfehlungen

In leichten Fällen hilft häufig auch ein frisch geriebener Apfel. Auch eine Tasse Schwarztee mit einer Prise Salz (Stein-, Ur-, Himalaja- oder Meersalz) und etwas Traubenzucker kann helfen. Dazu: Zwieback oder Salzstangen.

Biochemie nach Dr. Schüßler

Akutmittel

Nr. 3	Ferrum phos. D6 ggf. im Wechsel mit	Unverdautes
Nr. 4	Kalium chlor. D6	Schleimhautreizung
Nr. 5	Kalium phos. D6	aashaft stinkend, bei Aufregung
Nr. 8	Natrium chlor. D6	wässrig ggf. mit
Nr. 10	Natrium sulf. D6	wässrig-grünlich
Nr. 10	Natrium sulf. D6	wässrig-gallig
Nr. 7	Magnesium phos.	Leibesschmerzen
Nr. 9	Natrium phos. D6	Blähungen
Nr. 9	Natrium phos. D6 im Wechsel mit	fettig-grau, schmierig, lehmfarben
Nr. 10	Natrium sulf. D6	

Folgemittel

Nr. 8	Natrium phos. D6	im Wechsel mit
Nr. 10	Natrium sulf. D6	(Reisedurchfall)

Selbstbehandlung nach allgem. Dosierung (ab Seite 97).

Pflanzenheilkunde

Brombeerblätter	(Rubus fruticosus fol.)
Getrocknete Heidelbeeren	(Vaccinium myrtillus)
Birkenkohle-Tabletten	(Betula pendula)

In Form von Tee oder Frischpflanzensaft.

Erkältung (Husten, Schnupfen, Heiserkeit)

Definition

(Abwehr-)Reaktion des Organismus u. seiner Gewebe gegen verschiedenartige (schädigende) Reize; Ziel der E. ist es i. d. R. das schädigende Agens u. seine Folgen zu beseitigen ... [ii]
Entzündungen der Hals-, Rachen-, Nasenschleimhäute, der Nebenhöhlen oder Bronchien.

Mögliche Ursachen
Unterkühlung, Ansteckung durch Keime, wie Viren oder Bakterien, Immunschwäche, Überanstrengungen u. ä.

Symptome
Beginn: allgemeines Unwohlsein, Frieren, Gliederschmerzen, Heiserkeit, Kopfschmerzen, Husten.

Medizinische Untersuchungen

Körperliche Untersuchung. Großes oder kleines Blutbild, Mikronährstoffprofil, Untersuchung der Darmflora bei ständigen Rezidiven

Allgemeine Empfehlungen

Wärme, anfangs Bettruhe, Wärmflasche, heiße Getränke (Holundersaft), leichte Kost, Hühnerbrühe. Die Gabe von Vitamin E oder C (z. B. auch Sanddorn) kann sinnvoll sein. Bei den ersten Anzeichen einer Erkältung: keine Sauna, da diese den Kreislauf zu sehr belastet.

Biochemie nach Dr. Schüßler

Bei den ersten Anzeichen (z. B. Halskratzen)

Nr. 3	Ferrum phos. D12	ca. 1–2 Stunden alle 2–5 Min. 1 Tabl.

Später, bei Schnupfen- und Hustenbeginn (Sekrete)

Fließschnupfen, die Nase tropft, läuft und ist wund:

Nr. 8	Natrium chlor. D6	alle 10 Min. bis zum Eintritt der Besserung (ca. 1–2 Stunden)

Verstopfte und verschleimte Nase und Rachen

Nr. 4	Kalium chlor. D6	weiß, schleimig
Nr. 6	Kalium sulf. D6	gelb, schleimig
Nr. 9	Natrium phos. D6	dick, gelb, grün
Nr. 10	Natrium sulf. D6	grün
Nr. 11	Silicea D12	honiggelb, eitrig

Heiserkeit

Nr. 3	Ferrum phos. D12	im Wechsel mit
Nr. 4	Kalium chlor. D6	

Pflanzenheilkunde

Salbei	(Salvia officinalis)
Thymian	**(Thymus vulgaris)**
Kamille	(Matricaria recutita)
Holunder	(Sambucus nigra)
	(Tilia cordata aut grandiflora)
Spitzwegerich	**(Plantago lanceolata)**

Als Tee (auch zum Gurgeln oder zur Inhalation), Frischpflanzensäfte, Bonbons, Lutschtabletten u. a.

Frauen: Zyklusbeschwerden

Definition

Beschwerden vor / während der Menses.

Mögliche Ursachen

Hormonschwankungen seelisches Ungleichgewicht, ungesunde Lebensweise, Magersucht, Fettsucht, erbliche Faktoren, Stoffwechselstörungen, Übersäuerung u. a.

Symptome

Bauch- und Rückenschmerzen, zu starke oder zu schwache Blutungen, Stimmungsschwankungen, Essgelüste (sog. Heißhunger), Schlafstörungen, Brustspannen, geschwollene Beine u. a.

Medizinische Untersuchungen

Großes oder kleines Blutbild mit Hormonstatus, der Besuch eines Gynäkologen ist zur weiteren medizinischen Abklärung grundsätzlich zu empfehlen

Allgemeine Empfehlungen

Auf den eigenen Rhythmus achten, bei Essgelüsten eine ausgewogene, vitamin- und mineralstoffreiche frische Vollwertkost bevorzugen, Stress-Reduzierung durch Bewegung, z. B.: Frauenyoga, orientalischer Tanz u. ä.. Wärmflasche auf Bauchraum und auf den Rücken. Sich selbst „etwas Gutes tun".

Biochemie nach Dr. Schüßler	
Periodenschmerzen	
Nr. 7 Magnesium phos. D6	(„Heiße 7" und als Salbe auf Bauch und Rücken)
Nerven:Nervenstärkung, Gereiztheit	
Nr. 2 Calcium phos. D6	morgens 3 Tabl.
Nr. 5 Kalium phos. D6	mittags 3 Tabl.
Nr. 7 Magnesium phos. D6	abends als „Heiße 7"
Bauchschmerzen durch Druckgefühl oder Blähungen	
Nr. 9 Natrium phos. D6 und Nr. 10 Natrium sulf. D6	(Entsäuerung/-schlackung)
Nr. 7 Magnesium phos. D6	Entspannung
Anregung der Menses	
Nr. 3 Ferrum phos. D6 Nr. 4 Kalium chlor. D6	im Wechsel mit

Pflanzenheilkunde	
Kamille	(Matricaria recutita)
Schafgarbe	(Achillea millefolium)
Pfefferminze	(Mentha piperita)
In Form von Tee oder Frischpflanzensaft.	

Frauen: Wechseljahresbeschwerden

Definition

Ende der fruchtbaren Jahre der Frau. Die Eierstöcke stellen ihre Tätigkeit ein und die Periode bleibt aus. Durchschnittsalter: ca. 44 – 55 Jahre

Mögliche Ursachen
Die Wechseljahre gehören zur Weiblichkeit dazu. Es handelt sich um einen natürlichen Prozess, der mit Hormonschwankungen einher geht.

Symptome
Hitzewallungen, seelisches Ungleichgewicht, Schlafstörungen, starke und wechselhafte Blutungen, Ängste, Stimmungsschwankungen, trockene Haut und Schleimhäute, Gewichtszunahme, Haarausfall, rheumatische Beschwerden u. a.

Medizinische Untersuchungen

Großes oder kleines Blutbild mit Hormonstatus, der Besuch eines Gynäkologen ist zur weiteren medizinischen Abklärung grundsätzlich zu empfehlen

Allgemeine Empfehlungen

Stoffwechselkuren (Frühjahr/Herbst) mit Schüßler-Salzen, Frischpflanzensäfte, Tee, Kräuter-Smoothies, Basenreiche Kost, vollwertige Ernährung; Kräuter-Duftspaziergänge, Frauen-Yoga, Sinne durch Düfte anregen, bewusst genießen u. ä.

Siehe auch Kapitel 4: Stoffwechselkuren ab Seite 165.

Biochemie nach Dr. Schüßler		
Hitzewallungen		
Nr. 7	Magnesium phos. D6	Gesicht: kalt, rot
Nr. 3	Ferrum phos. D12	Gesicht: heiß, rot
Stimmungsschwankungen		
Nr. 5	Kalium phos. D6	vormittags 3 Tabl.
Nr. 7	Magnesium phos. D6	abends „Heiße 7"
Gewichtsprobleme		
Nr. 9	Natrium phos. D6 und	
Nr. 10	Natrium sulf. D6	(Entsäuerung/-schlackung)
Nr. 6	Kalium sulf. D6	
Haut / Haare / Nägel		
Nr. 1	Calcium fluor. D12	
Nr. 11	Silicea D12	
Nr. 8	Natrium chlor. D6	

Pflanzenheilkunde

Salbei	(Salvia officinalis)
Schafgarbe	(Achillea millefolium)
Fenchel	(Foeniculum vulgare)
Baldrian	(Valeriana officinalis)
Melisse	(Melissa officinalis)

In Form von Tee oder Frischpflanzensaft (auch Granatapfelsaft). Rotklee oder Traubensilberkerze in Form von Fertigpräparaten. Die Ernährung kann mit Sojaprodukten gut ergänzt werden.

Gicht (Urikopathie, Arthritis urica)

Definition

... z.T. in akuten Schüben, z.T. primär chronisch verlaufende Purinstoffwechselstörung, die durch Ausscheidung v. harnsauren Substanzen an versch. Körperstellen, bes. in d. Gelenken u. ihrer Umgebung, charakterisiert ist. [ii]

Mögliche Ursachen

Harnsäure ist beim Menschen ein Endprodukt des Purinstoffwechsels. Mit der erhöhten Purinzufuhr kann der Körper nicht fertig werden und lagert diese, statt sie auszuscheiden in Form von Kristallen ab. Risikofaktoren: Übergewicht, Fettstoffwechselstörungen, Diabetes mellitus, Bluthochdruck

Symptome

Über lange Zeit völlig symptomlos verlaufende Erkrankung. Plötzliche gichtartige, oft stechende Schmerzen. Knötchenartige Ablagerungen um die kleinen Gelenke.

Medizinische Untersuchungen

Regelmäßige Blutuntersuchungen (großes Blutbild)

Allgemeine Empfehlungen

Meiden von Alkohol (Wein, Bier u.a.), Kaffee, schwarzem Tee, Fleisch, Wurst und Hülsenfrüchten (z.B. Linsen, Erbsen, Sojabohnen).
Basenreiche Ernährung bevorzugen; Basenbäder; basische Waschungen, basische Wickel

Biochemie nach Dr. Schüßler

Akute Gichtschmerzen		
Nr. 3 Nr. 7 Nr. 9 Nr. 10	Ferrum phos. D12 Magnesium phos. D6 Natrium phos. D6 Natrium sulf. D6	je 5 Tbl. in heiß. Wasser auflösen; ½-stdl. Trinken
Nr. 3	Ferrum phos.	als Salbe auftragen; kühlen wandernde Schmerzen
Nr. 6	Kalium sulf. D6	
Chronische Harnsäureablagerungen / Gichtknoten		
Nr. 8	Natrium chlor. D6	
Nr. 9 Nr. 10	Natrium phos. D6 Natrium sulf. D6	nur zusammen nehmen
Nr. 11	Silicea D12	
Vorbeugend zu empfehlen		
Nr. 7 Nr. 8	Magnesium phos. D6 Natrium chlor. D6	
Nr. 9 Nr. 10	Natrium phos. D6 Natrium sulf. D6	nur zusammen nehmen
Nr. 11 Nr. 12	Silicea D12 Calcium sulf. D6	

Selbstbehandlung nach allgem. Dosierung (ab Seite 97).

Pflanzenheilkunde

Brennnessel	**(Urtica urens aut U. dioica)**
Birke	(Betula pendula)
Grüner Hafer	(Avena sativa)

In Form von Tee oder Frischpflanzensaft.

Haarausfall

Definition

Von unseren ca. 150.000 Kopfhaaren fallen täglich bis zu 100 Haare aus, so dass die Haare neu nachwachsen können. Fallen mehr als 100 Haare aus, oder gehen sie in Büscheln aus spricht man von krankhaften Haarausfall. Dieser ist meist diffus, tlw. auch kreisförmig.

Mögliche Ursachen

Diffuser Haarausfall: viele Ursachen möglich, wie Stress, Mangelernährung, Hormonstörungen, Wechseljahre, nach Geburten, Verdauungsstörungen, Strahlenschäden, Medikamente, organisch z. B. Hormonstörung (Androgen), erblich bedingt, Schilddrüsenerkrankungen, u. a.

Kreisrunder Haarausfall: bei Männern häufig hormonbedingt (keine Krankheit; bis heute gibt es keine wirksamen Mittel dagegen), Stress, Todesfälle u. a.

Symptome

Verlust von mehr als 100 Haare täglich; Glatzenbildung; Schuppenbildung; fettige, dünne, brüchige Haare

Medizinische Untersuchungen

Mikronährstoffprofil, großes Blutbild, Hormonstatus, Untersuchung der Darmflora; Hautarzt

Allgemeine Empfehlungen

Ausgewogene Ernährung, Zink- und Kieselsäurehaltige Lebensmittel wie z. B. Hirse, Stress reduzieren (Vit. B), Yoga u. ä.; Behandlung mindestens 3 – 6 Monate

Biochemie nach Dr. Schüßler

Hauptmittel bei diffusem Haarausfall

Nr. 11 Silicea D12

Zusätzlich können gegeben werden:

Nr. 21	Zinkum chloratum	(nervöser Stress)
Nr. 2	Calcium phos. D6	
Nr. 7	Magnesium phos. D6	(bei Übersäuerung)
Nr. 9	Natrium phos. D6	

Hauptmittel bei kreisrundem Haarausfall

Nr. 5 Kalium phos. D6

Brüchige, gespaltene Haare

Nr. 1 Calcium fluor. D12 zusammen mit

Nr. 11 Silicea D12

Zur Zellerneuerung

Nr. 5 Kalium phos. D6 zusammen mit

Nr. 8 Natrium chlor. D6

Selbstbehandlung nach allgem. Dosierung (ab Seite 97).

Pflanzenheilkunde

Innerlich: Tee aus phytoöstrogenhaltigen Pflanzen, z. B.

Rotklee	(Trifolium pratense)
Hopfen	(Humulus lupulus)

Äußerlich: durchblutungsförderndes Haarwasser, z. B.

Brennnessel	**(Urtica dioica aut U. urens)**
Birke	(Betula pendula)

Hauterkrankungen / Hautpflege

Definition

Die Haut ist das den Körper bedeckende oberflächengrößte (ca. 1,6 m^2) Organ ... [ii] Hauterkrankungen können sowohl primär (z. B. durch Viren, Bakterien, Pilze, ...) als auch sekundär (z. B. durch Entzündungen, Kratzen, ...) hervorgerufen werden. Sie treten in vielen Formen auf und sind vom Laien schwer zu unterscheiden. Auch Lippenherpes zählt hierzu.

Mögliche Ursachen

Das äußere Hauterscheinungsbild sagt viel über den Gesundheits- und Gemütszustand eines Menschen aus.

Der Volksmund bringt es auf einfache Weise zum Ausdruck: „Blass vor Schreck", „Rot vor Wut", „Aus der Haut fahren" sind nur einige Redewendungen.

Organische Erkrankungen, Infektionserkrankungen, Mangelernährung, Dauerstress verändern das Hautbild.

Auch ein Mangel oder Überschuss an Sonnenlicht, Immunschwäche, Stress, Erkältungserkrankung, Grippe, Verletzung, ... bestimmen das Hautbild.

Symptome

Die Haut spannt, juckt, schmerzt; eventuell bilden sich nässende, eiternde Bläschen (z. B. Lippenherpes – virusbedingte Entzündung).

Medizinische Untersuchungen

Großes oder kleines Blutbild, Hormonstatus, Untersuchung der Darmflora, Allergietests (siehe Seite 16 ff)

Allgemeine Empfehlungen

Vitalstoffreiche Ernährung, ausreichend trinken, vermeiden von Stress und Nikotin; Alkohol, Kaffee, Schwarztee nur in Maßen; Hautschutz vor Wind, Kälte, Hitze, Sonnenlicht, trockener Heizungsluft; Kosmetische Pflege mit Naturpflegeprodukten.

Biochemie nach Dr. Schüßler		
Beginn: Spannung, Schmerzen, Schwellung, Rötung		
Nr. 3	Ferrum phos. D12	
Nr. 8	Natrium chlor. D6	
Nr. 10	Natrium sulf. D6	
Wässrige Bläschenbildung		
Nr. 8	Natrium chlor. D6	
Nr. 9	Natrium phos. D6	
Nr. 11	Silicea D12	
Nr. 12	Calcium sulf. D6	
Akne, Mitesser		
Nr. 3	Ferrum phos. D12	
Nr. 6	Kalium sulf. D6	
Nr. 8	Natrium chlor. D6	
Nr. 11	Silicea D12	
Nr. 12	Calcium sulf. D6	
Altersflecken, vorbeugend		
Nr. 6	Kalium sulf. D6	
Blasse Lippen		
Nr. 2	Calcium phos. D6	
Aufgesprungene, rissige Lippen		
Nr. 1	Calcium fluor. D12	Behandlung über 3 – 4 Monate
Nr. 3	Ferrum phos. D12	
Nr. 11	Silicea D12	
Trockene Lippen		
Nr. 8	Natrium chlor. D6	

Biochemie nach Dr. Schüßler		
Schuppige, klebrige Schorfbildung		
Nr. 6	Kalium sulf. D6	raue Haut
Nr. 12	Calcium sulf. D6	
Krustenbildung; Abheilungsphase		
Nr. 6	Kalium sulf. D6	
Nr. 5	Kalium phos. D6	
Nr. 8	Natrium chlor. D6	
Nr. 11	Silicea D12	
Lippenherpes		
Nr. 8	Natrium chlor. D6	Zusätzlich auch als Salbe auftragen
Juckreiz		
Nr. 2	Calcium phos. D6	
Nr. 6	Kalium sulf. D6	
Nr. 7	Magnesium phos. D6	
Nr. 8	Natrium chlor. D6	
Nr. 9	Natrium phos. D6	
Nr. 10	Natrium sulf. D6	
Faltige Haut (tgl. im Wechsel über mind. 3–4 Monate)		
Nr. 1	Calcium fluor. D12	
Nr. 11	Silicea D12	
Fettig glänzende, unreine Haut		
Nr. 9	Natrium phos. D6	
Nr. 11	Silicea D12	
Feuchtigkeitsarme Haut		
Nr. 8	Natrium chlor. D6	
Großporige, glänzend, aufgedunsene Haut		
Nr. 8	Natrium chlor. D6	
Gereizte, empfindliche, leicht entzündliche Haut		
Nr. 3	Ferrum phos. D6	

Biochemie nach Dr. Schüßler

Trockene, rissige Haut, Schwielen, Hühneraugen

Nr. 1	Calcium fluor. D12	Behandlung
Nr. 3	Ferrum phos. D12	über 3 – 4
Nr. 11	Silicea D12	Monate

Bei Hautproblemen können auf nicht-offene Stellen auch ggf. die jeweiligen Salben aufgetragen werden.

Selbstbehandlung nach allgem. Dosierung (ab Seite 97).

Pflanzenheilkunde

Melisse	(Melissa officinalis)
Beinwell	(Symphytum officinalis)

Ein frisches Blatt (oder Öl/Salbe) auf die Haut auflegen.

Siehe auch Zubereitung eines Wickels (Seite 160 ff.).

Hautpilzerkrankungen (Mykosen)

Definition

Mykosen, d.h. Pilzerkrankungen beim Menschen können an Haut, Nägeln und Schleimhäuten auftreten. Erkrankungen können durch verschiedene Pilzfamilien wie Fadenpilze (Dermatophyten), Hefepilze (Candida) und Schimmelpilze ausgelöst werden.

Hefepilzbefall durch Candida albicans, ist i. d. R. eine Infektion im Magen-Darm-Trakt (Nachweis: Abstrich).

Mögliche Ursachen

Übertragung, Ansteckung, gestörte Bakterienflora im Verdauungstrakt, gestörter Säureschutzmantel der Haut, geschwächtes Immunsystem.

Symptome

Starker unerträglicher brennender Juckreiz, weißer Ausschlag auf Haut und Schleimhaut, Nägel sind gelblich, weiß, verhärtet und verhornt. Juckreiz im Genitalbereich mit Ausfluss; Blähungen, Bauchschmerzen. Bevorzugt befallene Körperstellen: Haare, Kopfhaut, Finger- und Fußnägel, schweißfeuchte Regionen wie Zehenzwischenräume, Leistenbeugen, Hautfalten, Achseln.

Medizinische Untersuchungen

Anlegen von Pilzkulturen; eine Pilzerkrankung muss komplett ausheilen. Gefahr von Reinfektion.

Allgemeine Empfehlungen

Immunstärkung, viel basenreiche Kost wie Gemüse, Kartoffeln, Karotten, Kürbis, Reis; Knoblauch.

Biochemie nach Dr. Schüßler

Hauptmittel

Nr. 4	Kalium chlor. D6	(Schleimhäute)
Nr. 6	Kalium sulf. D6	(gesunde Oberhaut)
Nr. 9	Natrium phos. D6	(bindet Säure)
Nr. 10	Natrium sulf. D6	(Ausscheidung)

Nebenmittel

Nr. 3	Ferrum phos. D12	(Immunstärkung)
Nr. 11	Silicea D12	(Bindegewebe)

Selbstbehandlung nach allgem. Dosierung (ab Seite 97).

Pflanzenheilkunde

Kamille	(Matricaria recutita)
Brennnessel	**(Urtica dioica aut U. urens)**
Knoblauch	(Allium sativum)

In Form von Tee oder Frischpflanzensaft.

Unterstützend hilft auch ein Basentee aus Apotheke oder Reformhaus (Dosierung gem. Hersteller).
Knoblauch wirkt antimykotisch, mehreren Knoblauchzehen zerdrücken, 30 Min. ruhen lassen und auf die betroffenen Hautpartien streichen.
Apfel- und **Thymianessig** lindern Juckreiz und Brennen.

Kopfschmerzen

Definition

Schmerzen im Bereich des Kopfes primär vom Kopf selbst oder sekundär als Symptom anderer Erkrankungen.

Mögliche Ursachen

Diverse Ursachen sind möglich, z. B. erbliche Veranlagung (Migräne – siehe auch Seite 70), Wetterwechsel, Alkoholmissbrauch (Kater), Schlafmangel, Computerarbeit, Fernsehen, allergische Reaktion, Überanstrengung, Magen-/Darm-Infektionen, Fieber, Kreislaufbeschwerden, Blutdruck, Vitamin-/Mineralstoffmangel, Fehlstellungen der Wirbelsäule u. a.

Symptome

Von stechenden bis pochenden, pulsierenden, einschießenden, bohrenden, mit Übelkeit, Durchfall usw. behafteten Schmerzen des Kopfbereichs.

Medizinische Untersuchungen

Großes oder kleines Blutbild, Untersuchung der Darmflora; Abklärung gastrointestinaler Erkrankungen, evtl. Orthopäde / Neurologe u. a.

Allgemeine Empfehlungen

Auslösende Faktoren meiden, Stress reduzieren. Häufig rühren Kopfschmerzen auch von einer Verkrampfung des Nackens oder Verrenkung der Wirbelsäule her. Dann empfiehlt sich der Besuch eines Osteopathen oder Dorn-Therapeuten.

Biochemie nach Dr. Schüßler

Dumpfer Alkoholkopfschmerz; Erbrechen von Galle

Nr. 6	Kalium sulf. D6	Leberentlastung
Nr. 10	Natrium sulf. D6	Ausscheidung

Anfallartiger Migränekopfschmerz

Nr. 7	Magnesium phos. D6	„Heiße 7“

Schlechter: Druck/Enge um den Kopf oder Wärme

Nr. 2	Calcium phos. D6
Nr. 6	Kalium sulf. D6

Schlechter durch Kopfschütteln, Bücken, Bewegung

Nr. 3 Ferrum phos. D12

Schmerzen mit Hitze und Röte im Gesicht

Nr. 3 Ferrum phos. D12

Stechender Kopfschmerz

Nr. 11 Silicea D12

Hämmernder Kopfschmerz

Nr. 8 Natrium chlor. D6

Selbstbehandlung nach allgem. Dosierung (ab S. 97).

Pflanzenheilkunde

Baldrian	(Valeriana officinalis)
Melisse	(Melissa officinalis)
Waldmeister	(Galium odoratum)

In Form von Tee oder Frischpflanzensaft.

Kreislaufbeschwerden

Definition

Alle den Blutkreislauf betreffenden Störungen sowie Durchblutungsstörungen.

Mögliche Ursachen

Flüssigkeitsmangel, Bewegungsmangel, Leistungssport, Herzprobleme, arterielle Verengung/Erweiterung, Lungenprobleme, neuronale Defizite u. a.

Symptome

Schwindel, Erbrechen, Übelkeit, Mattigkeit, Herzinfarkt, Durchblutungsstörungen u. a.

Medizinische Untersuchungen

Großes oder kleines Blutbild, Mikronährstoffprofil, ggf. Belastungstests

Allgemeine Empfehlungen

Ausreichend trinken; leichte regelmäßige zügige Spaziergänge an der frischen Luft; Fahrrad fahren, regelmäßig ausgeübte schonende Sportarten wie Walken, Tanzen, Sitzballgymnastik, Chi Gong oder Yoga u. a.. **Rosmarin** bei niedrigem Blutdruck; Weißdorn wirkt herzausgleichend und stärkend.

Biochemie nach Dr. Schüßler		
Niedriger (hypotoner) Blutdruck		
Nr. 3	Ferrum phos. D12 mit	
Nr. 5	Kalium phos. D6	
Hoher (hypertoner) Blutdruck		
Nr. 3	Ferrum phos. D12	
Nr. 7	Magnesium phos. D6 „Heiße 7“	
Arterielle (sklerotische) Durchblutungsstörungen		
Nr. 1	Calcium fluor. D12	Hauptmittel
Nr. 7	Magnesium phos. D6	
Nr. 11	Silicea D12	
Nr. 9	Natrium phos. D6	zum Entschlacken
Nr. 10	Natrium sulf. D6	
Nr. 3	Ferrum phos. D12	Elastizität
Nr. 7	Magnesium phos. D6	entkrampfend
Nr. 9	Natrium phos. D6	
Gefäß- / Venen- / Krampfaderprobleme		
Nr. 1	Calcium fluor. D12	
Nr. 4	Kalium chlor. D6 (auch gut als Salbe)	
Unregelmäßiger Pulsschlag		
Nr. 2	Calcium phos. D6	Hauptmittel
Nr. 5	Kalium phos. D6	
Nr. 3	Ferrum phos. D12	zusätzl. bei hohem Puls
Nr. 7	Magnesium phos. D6	
Herzklopfen		
Nr. 3	Ferrum phos. D3	bei Anämie
Nr. 6	Kalium sulf. D6	Sauerstoffmangel
Nr. 7	Magnesium phos. D6	Aufregung

Biochemie nach Dr. Schüßler

Herzengegefühl (Arztbesuch dringend empfohlen!)

Nr. 10 Natrium sulf. D6

Nr. 9 Natrium phos. D6

Nr. 7 Magnesium phos. D6

Nr. 5 Kalium phos. D6

Nr. 3 Ferrum phos. D3

Jeweils 5 Tabletten zusammen in heißem Wasser auflösen; langsam, schluckweise trinken.

Zusätzlich Nr. 7 Magnesium phos. und Nr. 5 Kalium phos. als Salbe in die Herzgegend einreiben.

Selbstbehandlung nach allgem. Dosierung (ab Seite 97).

Pflanzenheilkunde

Weißdorn (Crataegus laevigata)

In Form von Weißdornsaft, Tee, Tropfen oder Tabletten wirkt herzstärkend.

Die Organuhr

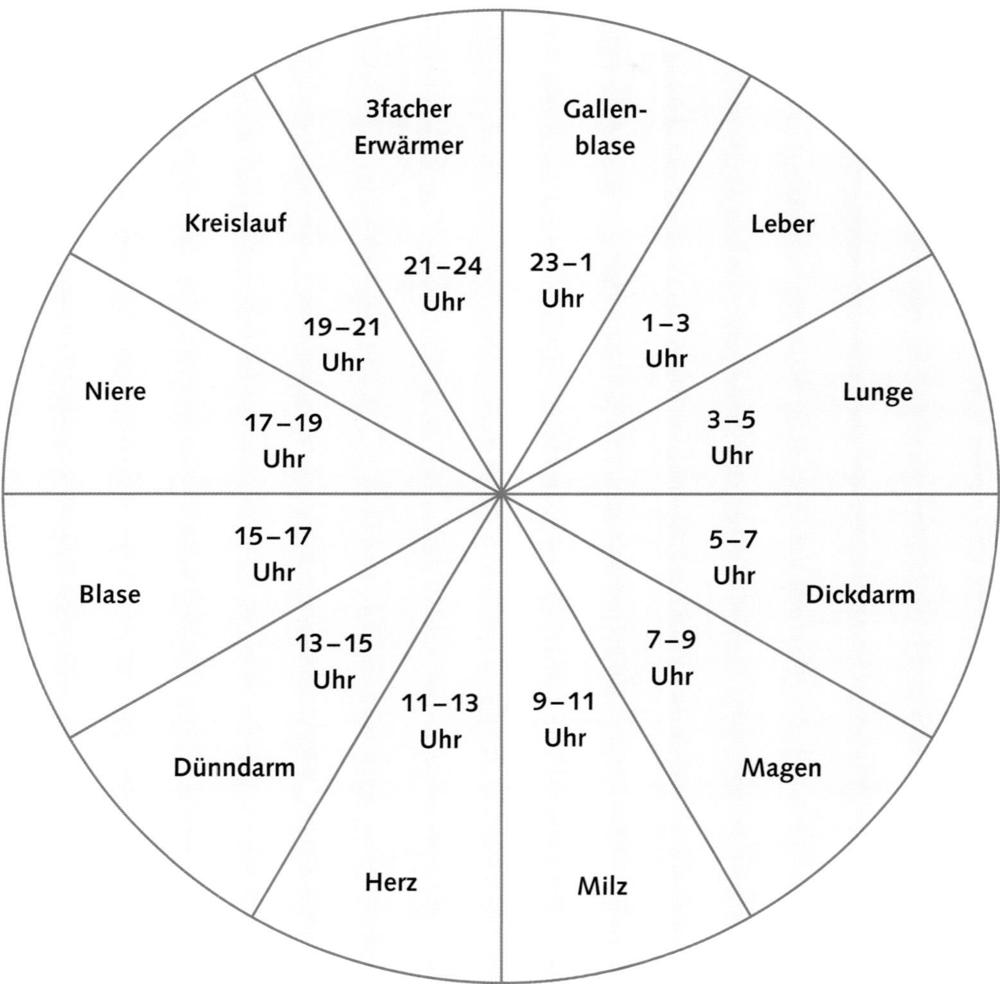

Verschiedenen Körperregionen sind verschiedene Zeiten zugeordnet. Die Hauptarbeitszeit der Leber z. B. ist zwischen 1 und 3 Uhr nachts. Sollte Ihr Patient also immer in einem bestimmten Zeitintervall wach werden, so kann eine Stärkung dieses Organs (hier der Leber) sinnvoll sein. Die Symptome verschwinden dann meist von ganz allein. (Während der Sommerzeit addieren Sie zu den Zeiten auf der Organuhr bitte 1 Stunde hinzu.)

Magenbeschwerden

Definition

Reizung oder Entzündung der Magenschleimhaut ...[ii]

Mögliche Ursachen

Zu heißes, zu hastiges oder zu kaltes Essen; Unverträglichkeiten von Lebensmitteln, Infektionen, Heliobacter pylori, seelische Belastungen, Aufregung, Stress, organische Erkrankungen u. a.

Symptome

Reizmagen, Übelkeit, Erbrechen, Magendruck, Sodbrennen, Heißhungerattacken

Medizinische Untersuchungen

Störungen im Verdauungstrakt wie der Reizmagen oder die Gastritis treten in der heutigen hektischen Zeit häufig auf. Sie gehen meist schnell vorüber. Bei chronischen Formen: Abklärung weiterer gastrointestinaler Erkrankungen, kleines oder großes Blutbild

Allgemeine Empfehlungen

„Der Magen ist der Vater des Wohlbehagens", er liebt Ruhe und Behaglichkeit. Man erkannte schon im Altertum den Zusammenhang von seelischen Problemen und Magenbeschwerden. Redensarten im Volksmund machen dies deutlich „Mir ist was auf den Magen geschlagen" oder „es schnürt mir den Magen zu", „mir wird übel wenn ich nur dran denke" u. a.. Das Auflegen einer Wärmflasche kann dann helfen.

Biochemie nach Dr. Schüßler		
Akutmittel Gastritis		
Nr. 3	Ferrum phos. D12	im Wechsel
Nr. 4	Kalium chlor. D6	
Nebenmittel		
Nr. 3	Ferrum phos. D12	
Nr. 5	Kalium phos. D6	
Nr. 6	Kalium sulf. D6	bei Übelkeit / Brechreiz
Nr. 8	Natrium chlor. D6	
Nr. 10	Natrium sulf. D6	
Nr. 7	Magnesium phos. D6	bei Schmerzen, galligem Erbrechen, Reisekrankheit
Nr. 8	Natrium chlor. D6	Salzsäuremangel oder starke Fettunverträglichkeit
Nr. 9	Natrium phos. D6	
Nr. 10	Natrium sulf. D6	

Selbstbehandlung nach allgem. Dosierung (ab Seite 97).

Pflanzenheilkunde	
Kamille	(Matricaria recutita)
Melisse	(Melissa officinalis)
Fenchel	(Foeniculum vulgare)

In Form von Tee oder Frischpflanzensaft, Kau- oder Lutschtabletten u. ä..

Migräne

Definition

Schwere anfallartige Kopfschmerzerkrankung – meist mit visuellen Symptomen oder neurologischen Ausfällen.

Mögliche Ursachen

Inzwischen belegt: ein Gendefekt kann für Migräne verantwortlich sein. Weitere Vermutung: Entzündung der Blutgefäße im Gehirn. (Beim Anschwellen drücken diese auf die Hirnhäute und Nervenendigungen. Es kommt zum typisch pulsierenden, klopfenden Migräneschmerz).

Weitere mögliche Auslöser: psychische Belastung, Klimaeinflüsse, Hormonschwankungen, Gerüche, Fehlstellungen der Wirbelsäule, muskuläre Dysbalancen, Genussmittel und Medikamente.

Symptome

Übelkeit, Erbrechen, Licht- und Lärm- oder Geruchsempfindlichkeit. Anfallartige wiederholt auftretende und meist halbseitige Kopfschmerzattacken. Dauer: Stunden bis Tage.

Medizinische Untersuchungen

Großes oder kleines Blutbild mit Hormonstatus, EEG, Untersuchung der Darmflora

Allgemeine Empfehlungen

Auslösende Faktoren meiden, Stress reduzieren. Die Lebensweise muss sich i. d. R. ändern (Migränekalender). Ausreichende Versorgung mit Magnesium (Krämpfe) und Vitamin B2 (zur ATP-Gewinnung) beachten.

Biochemie nach Dr. Schüßler

Siehe Kopfschmerzen. Wichtig ist ein genaues Beachten der Symptome.

Hauptmittel

Nr. 2	Calcium phos. D6	(Nervenberuhigung)
Nr. 4	Kalium chlor. D6	(Entzündungen)
Nr. 8	Natrium chlor. D6	(Wasserhaushalt)
Nr. 10	Natrium sulf. D6	(Ausscheidung)

Selbstbehandlung nach allgem. Dosierung (ab Seite 97).

Pflanzenheilkunde

Pfefferminze	(Mentha piperita)
Scharfgarbe	(Achillea millefolium)
Kamille	(Matricaria recutita)
Lavendel	(Lavendula officinalis)

In Form von Tee oder Frischpflanzensaft oder als natürliches ätherisches Öl in der Duftlampe.

Bewährt hat sich auch eine Mischung von ätherischen Ölen mit Pfefferminzöl zur Einreibung der Schläfen.

Mundgesundheit

Definition

In der menschlichen Mundhöhle existiert eine physiologisch artenreiche Bakterienflora. Ist diese im Einklang, sprechen wir von Mundgesundheit.
Im Folgenden betrachten wir den Zustand, wenn eine fehlende Mundgesundheit vorliegt.

Mögliche Ursachen
Psychische Belastung, Entzündungen, Erkältungen, Klimaeinflüsse, Hormonschwankungen, schlecht sitzender Zahnersatz, schlechte Zähne, Nervenschäden, ...

Symptome
Mundgeruch, Zahnfleischentzündungen, Schmerzen beim Kauen oder Schlucken, Geruchsprobleme, veränderter Geruchssinn, Zungenbelag

Medizinische Untersuchungen

Allen Symptomen können organische Ursachen zugrunde liegen. Der Besuch eines Zahnarztes wird zur grundsätzlich Abklärung angeraten. Weiter: kleines oder großes Blutbild; darauf aufbauende weitere Untersuchungen (siehe auch Seite 94 unter Zähne)

Allgemeine Empfehlungen

Bei immer wieder kehrenden Aphten die Abwehr (z. B. auch Acerola-Saft) stärken; grundsätzlich gut kauen; auf ausreichende Flüssigkeitszufuhr achten.

Biochemie nach Dr. Schüßler

Aphten / Mundsoor		
Nr. 3	Ferrum phos. D12	brennend
Nr. 4	Kalium chlor. D6	weiß oder weißgrau
Schwellung		
Nr. 5	Kalium phos. D6	hellroter Rand
Nr. 9	Natrium phos. D6	gelb
Mundtrockenheit		
Nr. 8	Natrium chlor. D6	
Mundgeruch		
Nr. 4	Kalium chlor. D6	durch Zungenbelag
Nr. 5	Kalium phos. D6	faulig
Geschmack		
Nr. 8	Natrium chlor. D6	verminderter oder salziger Geschmack
Nr. 10	Natrium sulf. D6	bitterer/metallischer sauer Geschmack
Nr. 9	Natrium phos. D6	

Selbstbehandlung nach allgem. Dosierung (ab Seite 97).

Pflanzenheilkunde

Salbei	(Salvia officinalis)
Thymian	**(Thymus vulgaris)**
Kamille	(Matricaria recutita)

In Form von Tee oder Frischpflanzensaft.

Mundspülungen mit Kamillen- oder Salbeitee bei Entzündungen; Mundspray, Mundwasser oder Zahncreme mit Salbei.

Nesselsucht (Urticaria)

Definition

Die Nesselsucht ist eine allergische Hauterkrankung mit typischen Quaddeln und starkem Juckreiz. Die Quaddeln sind anfangs klein, können sich aber schnell zu Angioödemen entwickeln.

Mögliche Ursachen
Kontakt mit einem Allergen, Kälte, Hitze, UV-Licht, Lebensmittel, Pollen, Medikamente (z. B. Acetylsalicylsäure) u. a.

Symptome
Die Haut schwillt an, juckt unerträglich, entzündet sich ggf., schmerzt und kann durch starkes Kratzen bluten.

Medizinische Untersuchungen

Allergietest, Untersuchung der Darmflora; Labortest (IG)

Allgemeine Empfehlungen

Kalte feuchte Umschläge; Allergen meiden; stark säuernde Lebensmittel meiden; basenreiche Kost bevorzugen (ggf. empfiehlt sich eine Ernährungsberatung).

Biochemie nach Dr. Schüßler

Hauptmittel

Nr. 2	Calcium phos. D6	zusammen mit
Nr. 7	Magnesium phos. D6	(„Heiße 7") und
Nr. 8	Natrium chlor. Salbe	

Nebenmittel

Nr. 8	Natrium chlor. D6	wässrige Bläschen
Nr. 10	Natrium sulf. D6	Ausleitung

Selbstbehandlung nach allgem. Dosierung (ab Seite 97).

Pflanzenheilkunde

Ackerschachtelhalm	(Equisetum arvense)
Ringelblume	(Calendula officinalis)
Spitzwegerich	**(Pantago lanceolata)**

In Form von Umschlägen.

Brennnessel	**(Urtica urens aut U. dioica)**

Empfiehlt sich in der innerlichen Anwendung als Tee oder Frischpflanzensaft. Früher peitschte man sich auch mit frischen **Brennnessel**zweigen. Das regte die Durchblutung an und übertönte den Juckreiz, ist heute aber nicht mehr empfehlenswert.

Schlafstörungen (Insomnie)

Definition

Die Insomnie ist eine von ca. einundachtzig bisher bekannten Schlafstörungen. Unter Insomnie werden alle Ein- und Durchschlafstörungen zusammengefasst. Untersuchungen im Schlaflabor haben gezeigt, dass bei der Insomnie die komplette Schlafarchitektur gestört ist

Mögliche Ursachen

Die häufigsten Schlafstörungen unserer Zeit sind oft eine Folge von Hektik, Stress und nicht Abschalten können, wie z. B. Prüfungsangst, Sorgen, Ängste.
Weitere Ursachen: schweres Essen, Nervenüberreizung durch Fernsehen, Nachrichtenflut, Lärm, Blutdruckschwankungen, Schmerzen, Fehlstellungen der Wirbelsäule, muskuläre Dysbalancen u. a.

Symptome

Regelmäßiges nächtliches Aufwachen oder Einschlafschwierigkeiten.

Medizinische Untersuchungen

Großes oder kleines Blutbild mit Hormonstatus, EEG, Untersuchung der Darmflora

Allgemeine Empfehlungen

Reizüberflutung vermeiden, Entspannungsübungen, Bewegung, morgens Leber-Galle-Tee trinken, Abendrituale wie lesen, meditieren u. ä.

Biochemie nach Dr. Schüßler

Hauptmittel		
Nr. 7	Magnesium phos. D6	abends als „Heiße 7"
Einschlafstörungen		
Nr. 2	Calcium phos. D6	kann nicht abschalten
Nr. 7	Magnesium phos. D6	
Nr. 5	Kalium phos. D6	Überreizung
Durchschlafstörung, nächtliches Erwachen		
Nr. 6	Kalium sulf. D6	wach zwischen 1–3 Uhr
Nr. 6	Kalium sulf. Salbe oder	Bauch einreiben
Nr. 10	Natrium sulf. Salbe	
Nr. 7	Magnesium phos. Salbe	auf Nacken und Solarplexus
Biochemischer Schlafcocktail		
Nr. 2	Calcium phos. D6	je 5 Tbl. in heißem Wasser auflösen warm und schluckweise trinken
Nr. 5	Kalium phos. D6	
Nr. 6	Kalium sulf. D6	
Nr. 7	Magnesium phos. D6	
Nr. 8	Natrium chlor. D6	
Nr. 11	Silicea D12	

Pflanzenheilkunde

Hopfen	(Humulus lupulus)
Melisse	(Melissa officinalis)
Baldrian	(Valeriana officinalis)

In Form von Tee oder Frischpflanzensaft. Lavendelöl in der Aromalampe als Duftkissen, ... verduften lassen.

Schmerzen

Definition

Schmerzen sind ein Alarmsignal des Körpers und weisen auf eine gesundheitliche Störung hin. Schmerzen müssen ernst genommen werden.

Mögliche Ursachen

Schon ein Baby erlebt Bauchschmerzen, auch die ersten Zähne können Unwohlsein und Schmerzen verursachen. Bei den Erwachsen sind es dann die Kopf- oder Rückenschmerzen; sie gehören zu den häufigsten Beschwerden.

Symptome

Schmerzen können unterschiedlich verlaufen. Akut, heftig und kolikartig, sowie langsam schleichend, sich bis zu Unerträglichkeit hin aufbauend.

Medizinische Untersuchungen

Großes oder kleines Blutbild mit Hormonstatus, EEG, Untersuchung der Darmflora, psychische Disposition beachten

Allgemeine Empfehlungen

Eine allgemeine Empfehlung kann aufgrund der unterschiedlichen Arten von Schmerzen nicht gegeben werden.

Biochemie nach Dr. Schüßler

In der biochemischen Behandlung unterscheidet man die Schmerzzustände nach Schmerzcharakter

Nr. 2 Calcium phos. D6

Schmerzen mit Taubheits- oder Kältegefühl oder Kribbeln, schlimmer Nachts und in der Ruhe

Nr. 3 Ferrum phos. D12

Entzündlich bedingte Schmerzen

Akute Magenentzündung; heftiger Schmerz der aufgetriebenen Magengegend, Erbrechen, Fieber

Akute und chronische Magenschmerzen, welche sich nach Speisengenuss und Druck auf die Magengegend verschlimmern; auch begleitet mit dem Erbrechen von Speisen

Schmerzen, die nur während der Bewegung empfunden oder durch Bewegung verschlimmert werden

Hexenschuss, Erstmittel im Akutfall

Nr. 4 Kalium chlor. D6

Entzündlich bedingte Schmerzen (zusammen mit Nr. 3 Ferrum phosphoricum)

Zweites Mittel bei Schmerzen, die nur während der Bewegung empfunden oder durch Bewegung verschlimmert werden (siehe auch Nr. 3)

Nr. 5 Kalium phos. D6

Bei Symptomen des Kräfteverfalls, Trockenheit der Zunge durch zu späte Behandlung

Anlaufschmerz, besonders nach dem Aufstehen vom Sitzen, bessert sich bei langsamer Bewegung, schlechter bei Überanstrengung

Magenerweiterung

Nervlich bedingte Schmerzen (z. B. Hexenschuss)

Nr. 6 Kalium sulf. D6

Druck / Völlegefühl

Gelb-schleimiger Zungenbelag

Schmerzen in warmen Zimmer, schlechter gegen Abend, besser in freier, kühler Luft

Biochemie nach Dr. Schüßler

Nr. 7 Magnesium phos. D6 („Heiße 7")

Krampfartige Magenschmerzen bei reiner Zunge, krampfartiges Zusammenschnüren

Sich Krümmen vor Schmerz

Blähungskoliken kleiner Kinder mit Anziehen der Beine, mit oder ohne Durchfall

Magenkneifen mit Luftaufstoßen und bleibendem Druck

Lebhafte, schießende, bohrende, Pausen machende, den Platz wechselnde Schmerzen

Nervlich bedingte Schmerzen (z. B. Hüftschmerz)

Gallensteinkolik (dringender Arztbesuch empf.)

Nr. 8 Natrium chlor. D6

Magenschmerz mit Wasserzusammenlaufen im Munde; ist Zungenbelag vorhanden und Nr. 8 hilft nicht: Nr. 4 D6 oder Nr. 6 D6

Nr. 9 Natrium phos. D6

Rheumatisch/gichtig bedingte Schmerzen

Nervlich bedingte Schmerzen (z. B. Hexenschuss)

Säureüberschuss, Sodbrennen, Sodbrennen nach Fettgenuss

Kann evtl. Gallenstein-Neubildung verhindern

Nr. 10 Natrium sulf. D6

Windkolik mit Verstopfung bei Erwachsenen

Nr. 11 Silicea D12

Chronische Schmerzzustände (z. B. Hüftschmerz)

Rheumatisch bedingte Schmerzzustände

Wahl des Mittels nach Art des Schmerzens; in Frage kommen z. B. die Salze Nr. 3 D12, Nr. 4 D6, Nr. 5 D6, Nr. 7 D6, Nr. 9 D6 oder Nr. 11 D12

Zum Knochenaufbau eignen sich die Schüßler-Salze Nr. 1 D12, Nr. 2 D6, Nr. 7 D6 und als Nebenmittel Nr. 11 D12.

Es empfiehlt sich grundsätzlich eine Entsäuerungskur. Hierzu dienen die Salze Nr. 9 D6, Nr. 10 D6, Nr. 11 D12 und in Folge Nr. 2 D6 und Nr. 7 D6.

Selbstbehandlung nach allgem. Dosierung (ab Seite 97).

<table>
<tr><th colspan="3">Pflanzenheilkunde</th></tr>
<tr><td colspan="3">Weidenrinde (Salix alba cort.)
Mädesüß (Filipendula ulmaria flos. et fol.)

Selbstbehandlung mit Tee (Dosierung gem. Hersteller).</td></tr>
<tr><td colspan="3">Nelkenöl (Syzygium aromaticum)

Nelkenöl sollten Sie nur kurzfristig verwenden, da es die Schleimhäute beschädigt.</td></tr>
<tr><td>Pfefferminze
Rosmarin
Latschenkiefer
Heublumen</td><td>(Mentha piperita)
(Rosmarinus officinalis)
(Pinus mugo ssp. Pumilio)</td><td>wärmend / durchblutungsfördernd</td></tr>
<tr><td colspan="3">Beinwell (Symphytum officinalis)

Äußerlich in Form sog. Rheumasalben oder als Heublumensack.</td></tr>
</table>

Stoffwechselstörungen

Definition

Der menschliche Kreislauf kennt mehrere Stoffwechsel. Wir unterscheiden den Eiweiß-, den Kohlenhydrate- und den Fettstoffwechsel. Stoffwechselprobleme können zu Erkrankungen, wie z. B. einem erhöhten Cholesterinspiegel führen.

Mögliche Ursachen

Dank der Leber ist es der menschlichen Zelle möglich, sich von allen drei Stoffwechselprozessen zu ernähren. Kommt es aber zu Störungen wie Stress, Krankheit, Änderung persönlicher Lebensumstände, ... kann der Körper seine Arbeit ganz oder teilweise nicht mehr erfüllen. Krankheiten brechen aus.

Symptome

Müdigkeit, Mattigkeit, körperliche und geistig-seelische Symptome bis hin zu organischen Erkrankungen.

Medizinische Untersuchungen

Großes oder kleines Blutbild mit Hormonstatus, Untersuchung der Darmflora, psychische Disposition beachten

Allgemeine Empfehlungen

Basenreiche Ernährung, ggf. Ernährungsumstellung; ausreichende Bewegung an der frischen Luft; viel trinken.

Biochemie nach Dr. Schüßler		
Zur Unterstützung des Eiweißstoffwechsels		
Nr. 2	Calcium phos. D6	
Nr. 5	Kalium phos. D6	
Nr. 7	Magnesium phos. D6	
Zur Unterstützung des Kohlenhydratstoffwechsels		
Nr. 4	Kalium chlor. D6	
Nr. 6	Kalium sulf. D6	
Nr. 10	Natrium sulf. D6	
Zur Senkung des Fettstoffwechsels		
Nr. 7	Magnesium phos. D6	als „Heiße 7“
Nr. 9	Natrium phos. D6	gegen Übersäuerung
Nr. 10	Natrium sulf. D6	
Zur Unterstützung des Purinstoffwechsels: siehe auch Gicht (S. 52ff)		

Pflanzenheilkunde		
Rettich	(Rhaphanus sativus)	
Senf	(Brassica nigra)	Eiweißstoffwechsel
Ingwer	(Zingiber officinale)	
Löwenzahn	**(Taraxacum officinale)**	
Artischocke	(Cynara scolymus)	Fettstoffwechsel
Mariendistel	(Silybum marianus)	
Anis	(Pimpinella anisum)	
Fenchel	(Foeniculum vulgare)	Kohlenhydratestoffwechsel
Kümmel	(Carum carvi)	

Übergewicht (Adipositas)

Definition

Übermäßige Vermehrung od. Bildung von Fettgewebe. [ii]
Bei Adipösen liegt der BMI (Body-Mass-Index = (Körpergewicht/(Körpergröße in kg)^2)/m^2) über 25.

Mögliche Ursachen
Der gesunde Körper braucht Kohlenhydrate, Eiweiße, Fette, Vitamine, Mineralstoffe u. a., um leben zu können. Der Hunger gehört zu den Grundbedürfnissen, ist uns angeboren und lebenswichtig. Um alle Körperfunktionen zu erhalten, müssen wir essen. Die aufgenommene Nahrung wird dann durch den Stoffwechsel in Energie umgewandelt. Bei Nahrungsüberfluss legt der Körper für Notzeiten Fettpolster als Reserve an, die normalerweise wieder verbraucht werden. Übergewicht entsteht, wenn die Nahrungsaufnahme sog. Kilokalorien (kcal) und Kalorienverbrauch nicht übereinstimmen, Dies kann durch Zufuhr vermehrter Kohlenhydrate, z. B. in Form von Kuchen, Schokolade, Alkohol, Weißmehlprodukten geschehen. Häufig kommt ein Bewegungsmangel dazu.
Dauerhaft Abnehmen kann man nur bei ausreichender „Sättigung von Körper, Geist und Seele".

Medizinische Untersuchungen

Blutbild mit Hormonstatus, Untersuchung der Darmflora, psychische Disposition beachten

Allgemeine Empfehlungen

Viel Bewegung an der frischen Luft verbraucht Kalorien; Ernährungsumstellung; Abnehmgruppe beitreten

Biochemie nach Dr. Schüßler
Nr. 1 Calcium fluor. D12 – Dynamik Für eine gute Bewegung und Elastizität im Körper
Nr. 2 Calcium phos. D6 – Nahrungsenergie, Eiweiß Stoppt Heißhunger auf Salziges und Pikantes
Nr. 3 Ferrum phos. D12 – Kraft Versorgt den Körper mit Sauerstoff (Eisenbindung) Immunsystemmodulator
Nr. 4 Kalium chlor. D6 – Kohlenhydratstoffwechsel Entgiftend / Entschlackend Wirkt auf die Glukoseverbrennung (Hunger, denn Unterzuckerung macht Heißhunger) Bei verstärkter Lust auf Alkohol
Nr. 5 Kalium phos. D6 – Nerven- und Regenerationssalz Bei ständigem Hungergefühl bes. nach dem Essen Vormittagsmüdigkeit Mundgeruch
Nr. 6 Kalium sulf. D6 – Reinigungssalz Wirkt auf die Verdauung, Leber, Milz und Bauchspeicheldrüse Entschlackt Versorgt die Oberhautzellen
Nr. 7 Magnesium phos. D6 – Entspannungssalz Löst verkrampfte Muskeln Sorgt für einen guten Schlaf Hilft beim „Abschalten" Bei Schokoladenjeeper
Nr. 8 Natrium chlor. D6 – reguliert den Wasserhaushalt Wichtig für die Entgiftung (Schadstoffabbau) Bei Salzhunger, Lust auf saure Gurken, saure essighaltige Speisen, Senf

Biochemie nach Dr. Schüßler

Nr. 9 Natrium phos. D6 – Fettverbrennung

Muskelkater, Milchsäure, Harnsäure

Nr. 7 und Nr. 9 vor und nach dem Anfangssport verhindern Muskelkater

Bei Lust auf Kuchen, Süßes, Limonade, Weißmehlprodukte

Sollte stets mit Nr. 10 oder Nr. 6 kombiniert werden

Nr. 10 Natrium sulf. D6 – Reinigung und Entschlackung

regt alle Ausscheidungsorgane an

beim Verlangen nach Alkohol, kalten Getränken und Speisen

Nr. 11 Silicea D12 – stärkt Bindegewebe / Haare / Nägel

verleiht neue Spannkraft

beim Verlangen nach Süßigkeiten

Heißhungerattacken besonders auf Süßes, kennt jeder der abnehmen möchte. Meist ist dies ein Zeichen von Unterzuckerung, wenn der natürliche Hunger unterdrückt wird. Auch verstärkten Appetit auf bestimmte Speisen und Getränke kann ein Anzeichen von Mineralstoffmangel und einer Unterversorgung der Zellen sein. Beim Abnehmen sollte deshalb immer auf eine ausreichende Versorgung mit Mineralien über die Ernährung geachtet werden. Schüßler-Salze sorgen dann für eine optimale Verteilung dieser Mineralien an die Zellen.

Eine Stoffwechsel-Kur über 4 Wochen finden Sie auch auf Seite 165.

Pflanzenheilkunde

Zur Anregung des Fettstoffwechsels und somit schnellerem Fettabbau:

Pfefferminze	(Mentha piperita)
Löwenzahn	**(Taraxacum officinale)**
Schafgarbe	(Achillea millefolium)

Allgemein helfen hier bitterstoffreiche Pflanzen.

Unterstützend kann auch ein Säure-Basen-Tee aus der Apotheke oder dem Reformhaus als Haustee getrunken werden.

Zur Nervenstärkung und damit zum besseren Durchhalten:

Melisse	(Melissa officinalis)
Baldrian	(Valeriana officinalis)
Hopfen	(Humulus lupus)
Johanniskraut	(Hypericum perforatum)

Selbstbehandlung mit Tee (Dosierung gem. Hersteller).

Eine Kur mit Frischpflanzensäften oder Smoothies unterstützt die Lebertätigkeit und damit den Fettabbau.

Es eignen sich hierfür:

Brennnessel	**(Urtica urens aut U. dioica)**
Birke	(Bircula pendula)
Löwenzahn	**(Taraxacum officinale)**
Artischocke	(Cynaria scolymus)

Verbrennung

Definition

... Thermische Gewebeschädigung inf. externer (z. B. direkte Flammeneinwirkung) od. interner (z. B. Elektrounfall) Hitzeeinwirkung. Einteilung entsprechend der Tiefenausdehnung in Epidermis u. Kutis ... [ii]

Mögliche Ursachen

Hitze, Feuer, Kontakt mit heißen Geräten (Backofen, Kochfelder u. ä.), Elektrounfälle, Strahlenbelastung, ...

Symptome

Verbrennung 1. Grades: lokale Rötung und Schwellung

Verbrennung 2. Grades: Blasenbildung (Brandblase)

Verbrennung 3. Grades: Zerstörung von Epidermis und Kutis (oberste 2 Hautschichten) und ggf. auch von darunter liegendem Gewebe (sog. Verkohlung); teilweise schmerzfreies vollständig zerstörtes Gewebe.

Medizinische Untersuchungen

Der Schweregrad ergibt sich aufgrund der optischen Betrachtung. Im Zweifelsfall empfehlen wir bei Verbrennungen, insbesondere bei Kindern, immer zuerst einen Arztbesuch.

Allgemeine Empfehlungen

Behandlung mit kaltem Wasser (ca. 15 Minuten lang). Abdeckung offener Flächen durch steriles Verbandstuch; sonst unbedeckt lassen. Keine Anwendung von Salben!

Biochemie nach Dr. Schüßler
Verbrennungen, Brandwunden mit Blasenbildung (z. B. Sonnenbrand)
Nr. 8 Natrium chlor D6
Anwendung wie „Heiße 7"; zusätzlich ein paar Tabletten (5 – 10) mit abgekochtem Wasser auflösen und lauwarm als Brei auf die Wunde auftragen
Sonnenbrand
Nr. 3 Ferrum phos. D6
Gutes 1. Hilfe-Mittel; ggf. in Kombination mit Nr. 8
Verbrühungen und Verbrennungen mit Müdigkeit und Erschöpfung
Nr. 5 Kalium phos. D6
Innerlich einnehmen; gibt Kraft und desinfiziert
Juckende, empfindliche, verbrannte, entzündete Haut
Nr. 11 Silicea D12
Stärkt das Bindegewebe und verbessert das Hautbild
Frische Verbrennungen
Nr. 2 Calcium phos. D6
Unterstützt die Zellerneuerung; ggf. in Kombination mit Nr. 3 Ferrum phos.

Verstopfung

Definition

... Stuhlverstopfung, verzögerte Kotentleerung ... [ii]

Mögliche Ursachen

Bewegungsmangel, ballaststoffarme Kost, Stress, organische Erkrankungen, Darmpolypen, Fehlstellungen der Wirbelsäule, Medikamente, Schwangerschaft, psychische Probleme, Flüssigkeitsmangel

Symptome

Probleme der Darmentleerung (zu wenig Stuhl / zu fester Stuhl) teilweise mit völligem Kotverhalt.

Medizinische Untersuchungen

Großes oder kleines Blutbild mit Hormonstatus, umfassende Stuhldiagnostik; Mikronährstoffprofil, Abklärung weiterer gastrointestinaler Erkrankungen

Allgemeine Empfehlungen

Morgens nüchtern ein Glas abgekochtes warmes Wasser trinken, Kanne Brot – Trunk, Darmbakterienaufbau, Darmmassage (immer im Uhrzeigersinn reiben!), heiße (Bauch-)Wickel, Ernährungsumstellung auf ballaststoffreiche Kost (Ernährungsberatung), viel Bewegung, ausreichend Flüssigkeit trinken (z. B. Wasser, Leber-Galle-Tee).

Biochemie nach Dr. Schüßler		
Allgemein zur Anregung der Darmtätigkeit (je 3 Tbl.)		
Nr. 3	Ferrum phos. D12	morgens
Nr. 10	Natrium sulf. D6	abends
Stressbedingte Verstopfung		
Nr. 2	Calcium phos. D6	
Nr. 5	Kalium phos. D6	biochem. Nervenschaukel
Nr. 7	Magnesium phos. D6	
3x tägl. je 5 Tbl. in warmem Wasser lauflösen lassen und langsam trinken		
Darmträgheit (biochemischer Cocktail)		
Nr. 4	Kalium chlor. D6	
Nr. 10	Natrium sulf. D6	
Nr. 8	Natrium chlor. D6	
Nr. 9	Natrium phos. D6	
je 5 Tabl. morgens in Wasser auflösen lassen und nüchtern warm trinken		
Verkrampfung (auch Abneigung gegen fremde WCs)		
Nr. 7 Magnesium phos. („Heiße 7“)		
Zusätzlich abends nach Bedarf Salbe Nr. 3, Nr. 7 oder Nr. 10 auf den Bauch im Uhrzeigersinn einmassieren Selbstbehandlung nach allgem. Dosierung (ab Seite 97).		

Pflanzenheilkunde		
Pfefferminze	(Mentha piperita)	allgemein: bitterstoffreiche Pflanzen
Löwenzahn	**(Taraxacum officinale)**	
Schafgarbe	(Achillea millefolium)	
In Form von Tee oder Frischpflanzensaft.		

Warzen

Definition

Warzen sind gutartige, scharf begrenzte Hautwucherungen, die durch eine Papillomaviren-Infektion ausgelöst werden.

Mögliche Ursachen

Papillomaviren: Die Ansteckung erfolgt meist in Schwimmbädern und Saunen.
Oft sind Kinder oder ältere Menschen betroffen, deren Abwehrkräfte nicht in der Lage ist, die Warzen wirksam zu bekämpfen.

Symptome

Gutartige, scharf begrenzte, nicht schmerzhafte Hautwucherung.

Medizinische Untersuchungen

Histologischer Befund

Allgemeine Empfehlungen

Die Übertragung der Viren erfolgt durch Blut (Aufkratzen der Warze). Kinder sollten davon dringend abgehalten werden. Eine Stärkung des Immunsystems und ein gesundes Seelenleben beugt weiterer Warzenbildung vor.
Manche Menschen schwören auch auf das Besprechen von Warzen.

Biochemie nach Dr. Schüßler

Hauptmittel

Nr. 1 Calcium fluoratum Salbe oder aus 5 Tbl. einen Brei machen und abends auf die Warze auftragen

Nebenmittel

Nr. 3 Ferrum phos D12

Nr. 4 Kalium chlor. D6

Nr. 11 Silicea D12

Täglich zur Stärkung der Abwehrzellen.

Selbstbehandlung nach allgem. Dosierung (ab Seite 97).

Pflanzenheilkunde

Schöllkrautsaft (Chelidonium majus) aus der Apotheke oder dem Reformhaus auf die Warze auftragen.

Zähne

Definition

Zahnschmerzen sind ein Alarmsignal des Körpers und weisen auf eine gesundheitliche Störung hin. Schmerzen müssen ernst genommen werden.

Mögliche Ursachen
Karies, Entzündungen wie Parodontitis oder Kieferhöhlenentzündungen, fehlender Zahnschmelz, rein mechanische Verletzungen oder Beschädigungen der Zähne (z. B. Löcher), muskuläre Dysbalancen o.a.

Symptome
Zahnschmerzen führen recht oft zu den typischen Beschwerdebildern von Entzündungen, nämlich Hitze, Rötung und Schwellung. Es kommt dann zur sprichwörtlichen „dicken Backe".

Medizinische Untersuchungen

Fehlstellungen des Kiefers oder der Wirbelsäule, Untersuchung der Darmflora; ggf. finden sie auch einen Hinweis in der Zahntabelle.
Bei Zahnschmerzen sollte grundsätzlich der Zahnarzt aufgesucht werden.

Allgemeine Empfehlungen

Neben der Ernährung spielt die Mundhygiene hier die bedeutendste Rolle. Zahnbelag (Plaque) greift den Zahnschmelz an, da die Plaque-Bakterien Zucker und Stärke zu Säure verwandeln.

Biochemie nach Dr. Schüßler

Zahnschmerzen mit vermehrtem Speichelfluss und tränenden Augen

Nr. 8 Natrium chlor. D6 (gut in Kombination mit Nr. 7 D6 in Form einer „Heißen 7" oder äußerlich als Salbe auf die Wange aufgetragen.)

Zahnbeschwerden durch überreizte Nerven

Nr. 2	Calcium phos. D6	morgens 3 Tabl.
Nr. 5	Kalium phos. D6	mittags 3 Tabl.
Nr. 7	Magnesium phos. D6	abends als Heiße 7

Zahnen bei Kindern und in der Schwangerschaft

Nr. 1 Calcium fluor. D12

Nr. 2 Calcium phos. D6

Bei Kindern kann zusätzlich Nr. 7 Magnesium phos. äußerlich in Form von Salbe auf die Wange aufgetragen werden

Selbstbehandlung nach allgem. Dosierung (ab Seite 97).

Pflanzenheilkunde

Kamille (Matricaria recutita)

Salbei (Salvia officinalis)

In Form von verdünntem Tee als Spülung. Achtung: Salbei besitzt abstillende Wirkung!

Einen Tropfen Nelkenöl (Syzygium aromaticum) auf die schmerzhafte Stelle reiben. Nelkenöl sollte nur kurzfristig verwendet werden, da es die Schleimhäute beschädigt. Auch ersetzt es nicht den Gang zum Zahnarzt.

Das folgende Kapitel beschäftigt sich mit den 12 „Lebenssalzen“, die Dr. Schüßler ausführlich in seinem Werk „Eine abgekürzte Therapie“ [ii] beschreibt.

Sie sind allgemein als die 12 Grundsalze der Biochemie nach Dr. Schüßler bekannt.

Seit Schüßlers Tod wurde weitergeforscht. Bis heute wurden 15 weitere Salze, die sog. „Ergänzungssalze“, entdeckt und mit in die Biochemie aufgenommen.

Bei unseren Beschreibungen lehnen wir uns hauptsächlich an den Grundgedanken der Biochemie nach Dr. Schüßler selbst an.

Die wichtigsten und häufig gestellte Fragen zu den Schüßler-Salzen beantworten wir gleich in der Einleitung.

Die 12 Salze, Anwendungshinweise, sowie sinnvolle Kombinationen mit Heilpflanzen stellen wir Ihnen hier im Portrait vor.

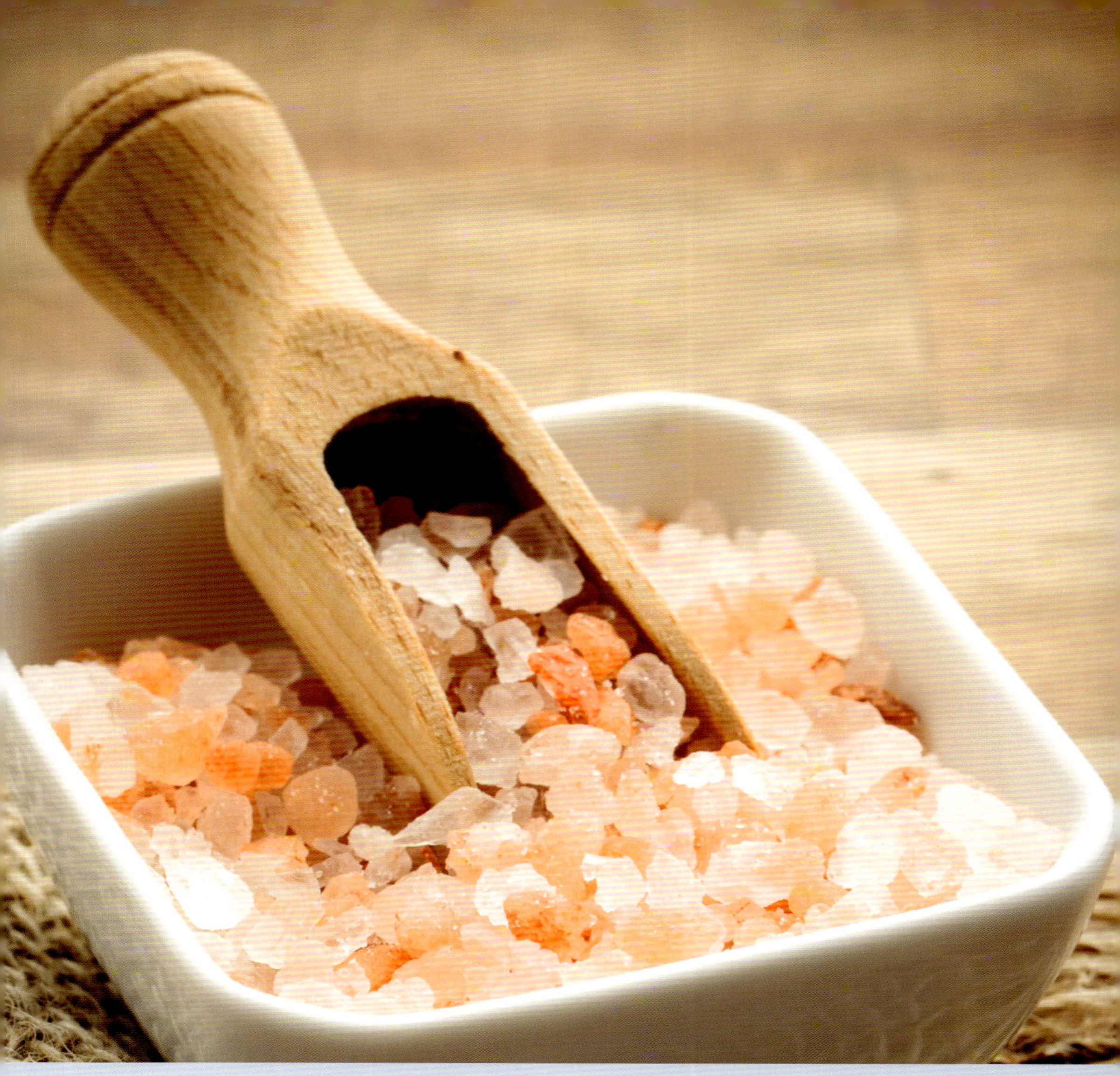

2. Kapitel
Die Biochemie nach Dr. Schüßler
Einleitung und Grundlagen

12 Salze im Portrait – Salbe, Creme, Lotion

Einleitung und Grundlagen

Lebenswichtige Mineralien und Spurenelemente

Jede Zelle und jeder Organismus braucht zum Leben Wasser, Eiweiß, Fett, Kohlenhydrate und (Mineral-)Salze. Diese Grundbausteine müssen mit einer ausreichenden Ernährung zugeführt, verstoffwechselt und aufgenommen werden.

Ohne Salz gibt es also kein Leben.

Die Biochemie nach Dr. Schüßler

Der Arzt und Homöopath Dr. Wilhelm Schüßler (1821 – 1898) erforschte die Bedeutung der Mineralien im menschlichen Körper.

Durch seine Untersuchungen erkannte er, dass Mineralien und Spurenelemente in ausgewogener Menge und Verhältnis im Organismus vorhanden sein müssen. Im Verhältnis ausgeglichen ist der Mensch gesund. Kommt es zu einer Störung und zu einem Ungleichgewicht im Mineralhaushalt wird der Körper krank. Heilung erfolgt nach Dr. Schüßler durch die Einnahme kleinster Mengen der fehlenden Mineralsalze.

Was sind Schüßler-Salze und wie wirken sie?

Aus diesem Wissen heraus entwickelte Dr. Schüßler die uns heute bekannten 12 Mineralsalzkombinationen. Seine Therapie nannte er „die Biochemie", die Mittel bezeichnete er als „Funktionsmittel".

Es handelt sich hierbei um homöopathisch hergestellte Mineralstoffverbindungen, die homogen und ständig im Körper in den Potenzen D6 oder D12 vorkommen.

Dies gilt nicht für das Mineralsalz der Biochemie nach Dr. Schüßler Nr. 12 Calcium sulfuricum, welches nicht homogen im Körper vorkommt. Deshalb wurde es von Dr. Schüßler selbst bis zu dessen Tode wieder verworfen. Aufgrund der allgemeinen Beliebtheit behandeln wir es hier jedoch mit.

Typische Darreichungsform

Die typische Darreichungsform ist die Tablette.

Statt Tabletten können Sie aber auch Homöopathische Globulis aus Rohrzucker und Lösungen (meist alkoholisch!) verwenden (5 Globuli oder 5 Tropfen = eine Tablette). Weitere Darreichungsformen: Salbe, Creme.

Wie werden Schüßler-Salze eingenommen?

Die Tabletten lässt man langsam unter der Zunge zergehen. Die Funktionsmittel werden über die Mundschleimhaut direkt aufgenommen. Spätestens ½ Stunde vor oder frühestens ½ Stunde nach dem Essen einnehmen

Allgemeine Dosierung:

Kinder:

0 – 5 Jahre:	1 – 3 mal täglich je 1 Tablette
5 – 12 Jahre:	1 – 3 mal täglich je 2 Tabletten

Erwachsene:

1 – 3 mal täglich je 1 – 5 Tabletten

Dosierung im Akutfall:

Kinder:

Alle ½ Std. je nach Alter ½ – 1 Tablette

Erwachsene:

alle 10 Min. je 1 Tablette

Besonderheit „Heiße 7“:
Von der Nr. 7 Magnesium phosphoricum 10 Tabletten in ein heißes Glas Wasser geben, auflösen lassen und langsam schluckweise trinken.

Die wichtigsten Fragen im Überblick

Kann ein Mineralstoffmangel behoben werden?

Durch die Einnahme von Schüßler-Salzen können mengenmäßige Mängel nicht ausgeglichen werden. Hier ist zusätzlich eine Mineralstoffergänzung (z. B. durch Heilpflanzen oder Nahrungsergänzungsmittel natürlichen Ursprungs) erforderlich.

Wie werden Schüßler-Salze hergestellt?

Schüßler-Salze sind homöopathisch potenzierte, speziell verarbeitete Mineralstoffverbindungen. Als Trägersubstanz wird Milchzucker, Weizenstärke und Kartoffelstärke verwendet.

Potenzierung

1 Teil Mineralstoff + 9 Teile Milchzucker werden vermischt und verrieben, es entsteht eine D1 = 1:10 = 10^1

Weiter wird ein Teil D1 + 9 Teile Milchzucker vermischt und verrieben, es entsteht eine D2 = 1:100 = 10^2.

Dieser Herstellungsprozess wird bis zur gewünschten Potenzierung weitergeführt. Die Regelpotenz von Schüßler-Salzen sind D6 und D12.

Regelpotenz D6

Nr. 2 Calcium phosphoricum
Nr. 4 Kalium chloratum
Nr. 5 Kalium phosphoricum
Nr. 6 Kalium sulfuricum
Nr. 7 Magnesium phosphoricum
Nr. 8 Natrium chloratum
Nr. 9 Natrium phosphoricum
Nr. 10 Natrium sulfuricum
Nr. 12 Calcium sulfuricum

Regelpotenz D12

Nr. 1 Calcium fluoratum

Nr. 3 Ferrum phosphoricum

Nr. 11 Silicea

Wo sind Schüßler-Salze erhältlich?

Schüßler-Salze und Salben sind registrierte homöopathische Arzneimittel und ausschließlich in der Apotheke erhältlich.

Nr. 1 Calcium fluoratum

Fluorkalzium, Fluorit, Flussspat, Regelpotenz D12

Vorkommen im Körper

„Fluorcalcium ist in der Oberfläche der Knochen, im Schmelz der Zähne, in den elastischen Fasern und Epidermiszellen enthalten ..." (Dr. Schüßler, [ii] S. 20)

Charakteristik

Fluorcalcium sorgt für Elastizität, Schutz, Festigkeit an der Oberfläche von allen schützenden Hüllen im Körper.

Funktionsweise

Calcium fluor. wird für die Festigkeit von Zahnschmelz und die senkrechte äußere Struktur der Knochen benötigt. Es sorgt für die Elastizität und Festigkeit von Haut, Gefäßwänden, Sehnen, Faszien, Bändern und Knorpeln.

Zeichen von Funktionsstörungen

Am inneren Augenwinkel sind Würfel- oder Fächerfalten sichtbar; empfindliche Zähne, wenig Zahnschmelz; Zahnspitzen sind durchscheinend. Die Zunge ist rissig, trocken, borkig; Haare und Nägel sind spröde und brüchig; Haltungsschäden, Bindegewebeschwäche, Erschlaffung von elastischen Fasern. Daher Gefäßerweiterung, Hämorrhoiden, schwache Sehnen, Bänder, schlaffe Bauchdecke. Falsche Härte, Schrunden und Risse an der Haut. Verhärtete Sehnen, Bänder.

Modalitäten

Besserung durch Wärme, warme Getränke und Speisen
Verschlechterung durch Kälte

Anwendungsgebiete

- Zähne, vorbeugend zur Zahnschmelzfestigung
- Prophylaktisch in Wachstumsphasen bei Kindern
- Vorbeugend bei Erschlaffung elastischer Fasern
- „Schlottergelenke", Knickfüße
- In der Schwangerschaft vorbeugend zur Verhinderung von Schwangerschaftsstreifen
- Organsenkungen
- Schlaffe Bauchdecke, Hängebauch
- Neigung zu Nabel- und Leistenbrüchen
- Hämorrhoidalknoten
- Zur Erhaltung der Elastizität von Bindegewebe, Gefäßen (Adern), Sehnen, Bändern und Haut
- Verhärtungen, Fersensporn, Überbein
- Schwielen und Hornhaut an Händen und Füßen
- Verhärtungen von Drüsen, Narben, Lymphknoten
- Fibromyalgie
- Brüchige Haare und Nägel (mit Nr. 11 Silicea)

Anwendungen: Salbe, Creme
Bei Verhärtungen, Fersensporn, Sehnenansatzschmerzen, vorbeugend bei schlaffer Haut, Schwangerschaftsstreifen

Hinweis:
Calcium fluoratum ist ein langsam wirkendes Salz. Beim Erwachsenen genügt die Gabe von 1–2 x tägl. 1–2 Tabletten. Eine Einnahmedauer von mindestens 3–12 Monaten ist empfehlenswert.

Mineralpflanzen
Calcium: Dill, Gänseblümchen, Giersch, Himbeere, Petersilie, Rosmarin, Schnittlauch, Spitzwegerich, Thymian, Taubnessel
Fluor: Petersilie

Nr. 2 Calcium phosphoricum

Zweibasisches Kalziumphosphat, phosphorsaures Kalzium, Regelpotenz D6

Vorkommen im Körper

„Phosphorsaurer Kalk ist in allen Zellen enthalten; am reichlichsten ist er in den Knochenzellen (Knochenkörperchen) vertreten. Er spielt bei der Neubildung von Zellen die Hauptrolle ..." (Dr. Schüßler, [ii] S. 16)

Charakteristik

Funktionsmittel für Wachstum und Aufbau von Knochen, Zähnen, Blut, Eiweißstoffwechsel und zur Regeneration.

Funktionsweise

Fördert die Knochen- und Zahnbildung von Zahnbein und Knochensubstanz sowie die Kallusbildung nach Knochenbrüchen. Wirkt auf den Eiweißstoffwechsel, hilft bei Eiweißunverträglichkeiten, fördert die Blutbildung, reguliert die Nerven und bindet Säuren (Säure-Basen-Haushalt).

Zeichen von Funktionsstörungen

Meist schlanker, haltungsschwacher, schnell erschöpfter, nervöser, ungeduldiger Mensch, der nach leichten Anstrengungen schnell ins Schwitzen kommt. Das Gesicht ist meist blass, käsig, anämisch (blutleer). Sichtbar an Ohren, Stirn, Nase und unterhalb der Augenbrauen. Verzögerte Erholungsphasen nach Krankheiten. Kinderentwicklung verläuft langsam, verzögertes Krabbeln und Laufen. Neigung zu Allergien.

Modalitäten

Besserung durch leichte Bewegung
Verschlimmerung nach Anstrengungen, nachts

Anwendungsgebiete

- Allgemein zur Regeneration nach Krankheiten
- Zur Erhaltung und Aufbau von Zähnen
- Wachstum von Kindern (Wachstumsschmerzen)
- Zur schnelleren Heilung von Knochenbrüchen
- Begleitend bei Osteoporose
- Zur Nervenstärkung, Dämpfung bei Hyperaktivität, AD(H)S-Syndrom
- Schlafstörungen, spätes Einschlafen
- Bei Anämie (Blutarmut)
- Bei Erschöpfung, Schulkopfschmerzen
- Muskelkater
- Nächtliche Wadenkrämpfe
- Nächtliche einschlafende Hände oder Füße
- Allergien
- Heuschnupfen

Anwendungen von Salbe, Creme

- Knochenschmerzen
- Belastungsschmerzen
- Wachstumsschmerzen bei Kindern

Creme auf die betroffenen Stellen einreiben. Bei Schlafstörungen Bauch (Solar-Plexus) im Uhrzeigersinn einreiben.

Mineralpflanzen

Calcium: Dill, Gänseblümchen, Giersch, Himbeere, Petersilie, Rosmarin, Schnittlauch, Spitzwegerich, Thymian, Taubnessel
Phosphor: Dill, Himbeere, Löwenzahn, Petersilie, Taubnessel

Nr. 3 Ferrum phosphoricum

Dreibasisches Eisenphosphat, phosphorsaures Eisen, Regelpotenz D12

Vorkommen im Körper

Rote Blutkörperchen, Muskelzellen der Blutgefäße und der Darmzotten, Darmwand, Leber, Milz

Charakteristik

„Das Eisen und die Eisensalze haben die Eigenschaft, Sauerstoff anzuziehen. Das in den Blutkörperchen enthaltene Eisen nimmt eingeatmeten Sauerstoff auf, mit welchem alsdann alle Gewebe des Organismus versorgt werden."... (Dr. Schüßler, [ii] S. 14)

Funktionsweise

Ferrum phosphoricum beeinflusst den lebenswichtigen Sauerstofftransport im Körper. Durch Sauerstoffarmut entsteht eine verminderte Zellaktivität und somit eine Unterversorgung von Nährstoffen in Geweben. Nr. 3 stimuliert das blutbildende Gewebe, steigert die körpereigene Abwehr und unterstützt Verbrennungsvorgänge (des Stoffwechselprozesses) im Organismus.

Zeichen von Funktionsstörungen

Anfälligkeit für Infekte und Entzündungen, Kraftlosigkeit, Frösteln, Konzentrationsschwäche. Im Gesicht zeigt sich an Stirn, Wangen und Ohren eine Röte (sog. Fieberröte, entsteht durch Blutfülle und fühlt sich heiß an).
Bei Mangel sind am inneren Augenwinkel blauschwarze Schatten sichtbar. Die Zunge hat rötliche Zungenränder.

Modalitäten

Ruhe, frische und kühle Luft, Kälte bessert
Verschlimmerung durch Bewegung und Wärme

Anwendungsgebiete von Ferrum phos. D12

- 1. Stadium (akuter) Entzündungen / Erkältungen
- Fieber bis 38,8 °C
- Zur Infektabwehr als Prophylaxe
- Frische Wunden
- Prellungen, Verstauchungen, Quetschungen
- Migräne
- Klopfende Kopfschmerzen
- Wechseljahresbeschwerden, Hitzewallungen
- Durchblutungsstörungen
- Konzentrationsstörungen
- Stoffwechselanregung, Kuren, Frühjahrskuren
- Darm: Verstopfung, Durchfall

Niedrige bis mittlere Potenzen D3, D6

- Eisenmangelanämie
- Verstopfung
- Durchfall

Salbe, Creme

- Wundsalbe bei Stoßverletzungen, Prellungen
- Kalte Füße und Hände
- Entzündungen der Haut

Mineralpflanzen

Eisen: Brennnessel, Dill, Gänseblümchen, Giersch, Himbeere, Petersilie, Rosmarin, Schnittlauch, Spitzwegerich, Thymian, Taubnessel
Phosphor: Dill, Himbeere, Löwenzahn, Petersilie, Taubnessel

Nr. 4 Kalium chloratum

Kaliumchlorid, Chlorkalium, Regelpotenz D6

Vorkommen im Körper

„Das Chlorkalium, welches in fast allen Zellen enthalten ist, steht zum Faserstoff in Beziehung. Es löst weiße oder weißgraue Sekrete der Schleimhäute ..." (Dr. Schüßler,[ii] S.17)

Charakteristik

Wichtig für alle Schleimhäute und Drüsen, Entzündungsmittel.

Funktionsweise

Das Chlorkalium steht zu dem Faserstoff Fibrin (Eiweiß) in Beziehung. Durch den Einfluss von Kaliumchlorid bleibt Fibrin in Lösung. Es löst weiße oder weißgraue Sekrete der Schleimhäute und plastische Exsudate. Das entspricht dem zweiten Stadium von Entzündungen: Schwellung, schleimig, weiß oder weißgraue Sekrete.

Zeichen von Funktionsstörungen

Milchige blasse, schwammige Haut und empfindliche gereizte Schleimhäute. Erweiterte Äderchen am Gesicht und Körper. Verklebte entzündete Augen, zäher, weißgrau schleimiger Schnupfen oder Husten. Krampfadern, weiche Hühneraugen Schleimhautentzündungen, Rheumaschmerzen nach Infekten.

Modalitäten

Besserung durch Wärme, warme Speisen und Getränke

Verschlimmerung durch Kälte, fettige Speisen, kalte Getränke, Alkohol oder Milch

Anwendungsgebiete

- Erkältungskrankheiten mit zähem schleimigen Auswurf
- Zur Verflüssigung von Schleim oder fadenziehendem Speichel
- Schnupfen, Stockschnupfen
- Heuschnupfen
- Gerstenkorn
- Husten (Schleim weiß/grau)
- Magenschleimhautentzündung
- Blasenentzündung
- Rheumaschmerzen
- Muskelschmerzen nach Entzündungen
- Weiche, teigige Lymphknotenschwellung bei Erkältungen
- Wunden mit weißen Krusten und Schorf
- Menses: dickes klumpiges Blut

Salbe, Creme

- Vorbeugend bei Krampfadern
- Sehnenscheiden-, Schleimbeutelentzündungen
- Blutergüsse (bei grüner Färbung)
- Muskelrheuma, Verklebungen nach Entzündungen

Mineralpflanzen

Kalium: Brennnessel, Dill, Gänseblümchen, Giersch, Himbeere, Löwenzahn, Petersilie, Rosmarin, Schnittlauch, Spitzwegerich, Taubnessel
Chlor: Petersilie

Nr. 5 Kalium phosphoricum

Phosphorsaures Kalium, Regelpotenz D6

Vorkommen im Körper

„Phosphorsaures Kali ist in den Gehirn-, Nerven-, Muskel- und Blutzellen (Blutkörperchen), sowie im Blutplasma und den üblichen Interzellularsubstanzen enthalten ..." (Dr. Schüßler, [ii] S.16)

Charakteristik

Nervensalz, reine Kaliumwirkung, Energieträger für die Nerven, bildet zusammen mit Fettsäuren das Lecithin. Basismittel für alle Erschöpfungszustände.

Funktionsweise

Nr. 5 steuert die Kontraktionsfähigkeit an Nerven und Muskeln und wirkt auf den Lecithinstoffwechsel. Bindet Fäulnisgifte und scheidet sie aus. Zusammen mit Nr. 8 bildet es neue Zellen zum Gewebeaufbau.

Zeichen von Funktionsstörungen

Aschfahles Gesicht. Der Mensch wirkt erschöpft, weinerlich, nervenschwach, ängstlich, gereizt, mutlos, verzagt, depressiv, hypochondrisch und leidet evtl. an nervöser Schlaflosigkeit. Muskelschwäche, Muskelatrophie, Lähmungsgefühl. Mundfäule, Mundgeruch, faulige Zustände, Zahnfleischbluten.

Modalitäten

Besserung durch Wärme, Harmonie und ruhige Bewegung
Verschlimmerung durch körperliche Anstrengungen, nervliche und seelische Belastungen

Anwendungsgebiete

- Überforderung, Erschöpfung (am Vormittag)
- Kopfschmerzen mit Mattigkeit
- Bei Dauerstress (auch vorbeugend)
- Bei Überempfindlichkeit, Wetterfühligkeit
- Herzklopfen mit Angstgefühlen (Wechseljahre)
- Klimakterium, mit nervlicher Erschöpfung
- Depressive Zustände (nur begleitend)
- Nervöse Schlaflosigkeit
- Nervöser Reizmagen und Darm
- Erhöhung der Lernfähigkeit und der Konzentration (z. B. vor/bei Prüfungen)
- Bei Hungergefühl nach dem Essen
- Mundgeruch, der nach Zähneputzen nicht verschwindet
- Blähungen, die faulig riechen
- Vorbeugung von Muskelschwund, Muskelschwäche (schwere Beine, Muskelkater)
- Fieber über 38,5°C
- Kreisrunder Haarausfall

Salbe, Creme

- Krämpfe durch Überanstrengungen im Wechsel mit Nr. 7 Magnesium phosphoricum
- Bei nervösen, erschöpften Zuständen Creme auf den Oberbauch oder Herzgegend einreiben

Mineralpflanzen

Kalium: Brennnessel, Dill, Gänseblümchen, Giersch, Himbeere, Löwenzahn, Petersilie, Rosmarin, Schnittlauch, Spitzwegerich, Taubnessel
Phosphor: Dill, Himbeere, Löwenzahn, Petersilie, Taubnessel

Nr. 6 Kalium sulfuricum

Schwefelsaures Kalium, Regelpotenz D6

Vorkommen im Körper

„Schwefelsaures Kali, welches in Wechselwirkung mit Eisen die Übertragung des eingeatmeten Sauerstoffes auf alle Zellen vermittelt, ist in allen eisenhaltigen Zellen enthalten ..." (Dr. Schüßler, [ii] S. 24)

Charakteristik

Abschlussmittel nach akuten Entzündungen, bei gelben, schleimigen Ausscheidungen, Hauptfunktionsmittel der Leber (und Oberhaut).

Funktionsweise

Kalium sulfuricum vermittelt den Zutritt von Sauerstoff in die Zelle; und dieser beschleunigt die Bildung neuer Epidermis- und Epithelzellen (Oberhautzellen).
Sulfate sind an Entgiftungsprozessen und oxidativen Vorgängen im Organismus beteiligt.

Zeichen von Funktionsstörungen

Chronische Infekte mit gelben Schleimabsonderungen. Gefühl der Schwere, Frostigkeit, Mattigkeit, Schwindel und Herzklopfen. Wandernde rheumatische Schmerzen, Völlegefühl mit Magenschmerzen, nächtliches Hautjucken, Hämorrhoiden. Zahn-, Kopf- und Gliederschmerzen. Starker „Lufthunger". Schuppige Haut und Haare, Leberflecken. Braun-gelber Farbton am inneren Augenwinkel.

Modalitäten

Besserung: Durch Sauerstoff, frische kühle Luft
Verschlimmerung in warmen sauerstoffarmen Räumen, nachts (1–3 Uhr) und nachmittags

Anwendungsgebiete

- Abschlussmittel nach Erkältungen
- Schnupfen und Husten mit gelben Schleim
- Ekzeme
- Hautjucken (ohne Ausschlag)
- Schuppenflechte
- Nagelwachstumsstörungen
- Nachmittagsmüdigkeit
- Energiemangel durch Sauerstoffmangel (Nr. 3)
- Muskelkater, schwere Glieder
- Unterstützung von Leber und Pankreasfunktion
- Fastenbegleitung
- Entschlackung
- Völlegefühl nach dem Essen
- Wandernde rheumatische Gelenkbeschwerden
- Rheumaschmerzen bei feuchtkaltem Wetter

Salbe, Creme

- Akne, gelbliche Hautfärbung, chronischer Schnupfen/Husten: Creme auf Brust, Rücken, Hals, Nase, Stirn, Wangen einreiben
- Bauch, Leberauflage: Creme auf den Bauch einreiben und warm einpacken (siehe auch Seite 160)

Mineralpflanzen

Kalium: Brennnessel, Dill, Gänseblümchen, Giersch, Himbeere, Löwenzahn, Petersilie, Rosmarin, Schnittlauch, Spitzwegerich, Taubnessel
Schwefel: Dill, Petersilie, Schnittlauch, Taubnessel

Nr. 7 Magnesium phosphoricum

Phosphorsaures Magnesium, Regelpotenz D6

Vorkommen im Körper

„Phosphorsaure Magnesia ist in allen Blutkörperchen, in den Muskeln, im Gehirn und Rückenmark, in den Nerven, Knochen und Zähnen enthalten…“ (Dr. Schüßler, [ii] S. 15)

Charakteristik

Schmerz- und Entkrampfungsmittel. Der Schmerzcharakter ist blitzartig schießend, bohrend, oft mit Gefühl des Einschnürens verbunden; auch wechselnd/wandernd.

Funktionsweise

Magnesium phos. ist an allen energieliefernden und energieverbrauchenden Abläufen im Körper beteiligt. Es mildert die Übererregbarkeit von Nerven und Muskeln, wirkt krampflösend, schmerzlindernd, schlafördernd, Cholesterin senkend und beteiligt sich am Aufbau von Knochen und Zähnen.

Zeichen von Funktionsstörungen

Unruhiger, ungeduldiger nervöser Mensch, der zu Krämpfen, Anspannungen, nervösen Gesichtszucken und Tics neigt. Das Gesicht kann eine Magnesiumröte rechts und links auf den Wangen zeigen, die sich kalt anfühlt. Bei Aufregung erscheinen oft hektische rote Flecken im Gesicht und Hals.

Modalitäten

Besserung durch Druck, Wärme und heiße Getränke
Verschlimmerung durch sanfte Berührung

Anwendungsgebiete

- Kopfschmerzen (stechende, bohrende)
- Verspannungen an Nacken, Schultern
- Muskelkrämpfe, Schreibkrampf, Wadenkrämpfe
- Muskelschmerzen (reizende, stechende, reißende)
- Magen-/Darmkrämpfe mit wässrigem Durchfall
- Wechseljahresbeschwerden, Angst mit Unruhe, Herzklopfen/-Engegefühl, Gemütsschwankungen
- Einschlafstörungen (durch Gedankenflut)
- Migräne, Kopfschmerzen
- Menstruationsschmerzen
- Zur Geburtsvorbereitung
- Neuralgien, Ischias
- Hoher Cholesterinspiegel
- Verstopfung durch Anspannung
- Nervenstärkung (Anspannung, Prüfungssituation, Konzentrationsschwierigkeiten)
- Zähneknirschen, Nägelkauen, nervöses Hautjucken
- „Schokoladenhunger"
- Besonderheit
- Die Anwendung als „Heiße 7" als Sofortmittel oder Schlaftrunk

Salbe, Creme

Bei Schmerzen die Creme auf den betroffenen Stellen leicht einmassieren

Mineralpflanzen

Magnesium: Brennnessel, Gänseblümchen, Giersch, Himbeere, Löwenzahn, Petersilie, Rosmarin, Spitzwegerich, Taubnessel
Phosphor: Dill, Himbeere, Löwenzahn, Petersilie, Taubnessel

Nr. 8 Natrium chloratum

Natriumchlorid, Kochsalz, Regelpotenz D6

Vorkommen im Körper

In allen extrazellulären Flüssigkeiten, Knochen, Knorpel, Magen, Nerven und im Zwischenzellraum.

Charakteristik

„Bildet sich in den Zellen kein Kochsalz, so bleibt das für sie bestimmte Durchfeuchtungswasser in den Interzellularflüssigkeiten. Demzufolge entsteht eine Hydrämie ..." (Dr. Schüßler, [ii] S.18)

Funktionsweise

Das Wasser hat die Bestimmung alle Gewebe zu durchfeuchten und mit Nährstoffen zu versorgen. Chlornatrium reguliert den Wasserhaushalt, ist an der Zellneubildung beteiligt, unterstützt den Knorpelaufbau in den Gelenken, wirkt als Säurepuffer (Säure-Basen-Haushalt) und ist wichtig für die Blutbildung.

Zeichen von Funktionsstörungen

Die Gesichtshaut ist oft großporig, pausbäckig und ist evt. mit einem schmierigen nicht abwaschbarem Glanz überzogen. Make-up verläuft. Vermehrter Speichel- und Tränenfluss, feuchte Aussprache, Geschmacksverlust, trockene Schleimhäute und Magen-Darmstörungen, Fließschnupfen, Cellulite, knackende Gelenke, Frösteln am Rücken, kalte Hände oder Füße kommen oft hinzu.

Modalitäten

Besserung: Abends, warme, frische Luft, schwitzen

Verschlimmerung durch kaltes, feucht-kühles Wetter

Anwendungsgebiete
- Großporige Haut
- Ödeme, Cellulite
- Trockene Schleimhäute
- Geschmacks- und Geruchsverlust
- Kopfschuppen
- Magendruck, durch zu wenig Salzsäure im Magen
- Appetitlosigkeit
- Durchfall oder Verstopfung
- Leichter Sonnenbrand, Verbrennungen
- Mückenstiche
- Lippenherpes
- Frösteln am Rücken
- Rheumatische Beschwerden bei feuchtkaltem Wetter
- Anämie, Blutarmut
- Heuschnupfen, Fließschnupfen

Besonderheit
Verlangen nach salzigen und geräucherten Speisen, Salzgeschmack

Salbe, Creme
Nr. 8 als bei großporiger Haut als Pflegecreme verwenden, auch bei leichtem Sonnenbrand und Mückenstichen
Kalte Hände, Füße oder Rücken mit Creme Nr. 8 einmassieren

Mineralpflanzen
Natrium: Petersilie, Rosmarin, Spitzwegerich
Chlor: Petersilie

Nr. 9 Natrium phosphoricum

Phosphorsaures Natron, Regelpotenz D6

Vorkommen im Körper

„Phosphorsaures Natron ist in den Blutkörperchen, in den Muskel-, Nerven- und Gehirn-Zellen sowie in den Intercellularflüssigkeiten enthalten." (Dr. Schüßler, ii S. 20)

Charakteristik

Starkes Stoffwechselsalz

Funktionsweise

Bindet und zerlegt alle überschüssigen Säuren. Wandelt Milchsäure in Kohlendioxid und Wasser um. Fördert die Ausscheidung von Kohlendioxid über die Lunge (Abatmung). Wandelt Harnsäurein Harnstoff, der über die Nieren ausgeschieden wird. Fettsäuren werden mit Natrium phos. durch „verseifen" unschädlich gemacht.

Zeichen von Funktionsstörungen

Gesicht und Haare sind fettig, glänzend. Der Fettglanz auf der Haut ist abwaschbar. Akne; typisch sind entzündliche gelbe, eitrige Pickel. Dyspeptische Beschwerden (nach Fettgenuss), d.h. Übelkeit, saures Aufstoßen, saurer Geschmack, Durchfälle mit Leibschmerzen, die gelblich, grünlich sind und sauer riechen, Fettstühle. „Säureschmerzen" an Gelenken und Muskeln, Bluthochdruck.

Modalitäten

Besserung durch Wärme
Verschlimmerung nach fetten Speisen, durch feuchte Kälte

Anwendungsgebiete

- Akne mit fettigen Pickeln
- Fettige Haut und Haare
- Gicht, Rheuma
- Bewegungsschmerzen bei nasskaltem Wetter
- Juckreiz nach Wärme und Schwitzen (Säure)
- Steinbildung (Gallen- und Nierensteine)
- Sodbrennen, saures Aufstoßen
- Schwäche, Erschöpfung
- Verstärkte Schweißbildung
- Bei Eiweiß-, Fett- und Kohlenhydrateunverträglichkeit
- Völlegefühl nach schwerem Essen
- Darmparasiten
- Übergewicht
- Zur Unterstützung beim Abnehmen und Fasten
- Lymphmittel

Besonderheit

Heißhunger auf Süßes, Gebäck, Limonaden

Salbe, Creme

Bei Rheumaschmerzen die Creme auf die schmerzenden Stellen großzügig einmassieren. Salbe auf Pickel und Mitesser dünn auftragen.

Mineralpflanzen

Natrium: Petersilie, Rosmarin, Spitzwegerich
Phosphor: Dill, Himbeere, Löwenzahn, Petersilie, Taubnessel

Nr. 10 Natrium sulfuricum

Schwefelsaures Natrium, Natriumsulphat (Glaubersalz), Regelpotenz D6

Vorkommen im Körper

Im Extrazellularraum (Raum außerhalb der Zelle).

Charakteristik

Ausscheidungsmittel, klärt und reinigt alle Gewebe. „Die Wirkungen des Natriumsulphates sind denen des Chlornatrium entgegengesetzt. Beide haben zwar die Eigenschaft, Wasser anzuziehen, doch zu entgegengesetzten Zwecken..." (Dr. Schüßler, [ii] S. 22)

Funktionsweise

Natriumsulfat reizt die (Epithel-) Zellen der Gallengänge, der Pankreasgänge (Gänge der Bauchspeicheldrüse) und des Darms und bewirkt die Absonderung deren Sekrete. Es baut Alkohole, die bei Stoffwechselprozessen entstehen, ab, reizt Blase und Niere. Durch die Anregung werden alle Ausscheidungsorgane und Leukozyten veranlasst, überschüssiges Wasser und Stoffwechselgifte auszuscheiden.

Zeichen von Funktionsstörungen

Übergewicht, der Mensch wirkt aufgedunsen, morgens geschwollene Augenlider. Entzündungen, Erkältungen mit gelbgrünen Sekreten. Rote, entzündliche Nase oder Wangen, entzündliche Nase, bitterer Geschmack und bitteres Aufstoßen. Blähungen, stinkende Winde, Verstopfung, fettige, gelb-grünliche, schmierige Durchfälle, Diabetes, Fettsucht, Bauchdruck. Bluthochdruck, rheumatische Gelenkschmerzen, Ekzeme.

Modalitäten

Besserung durch Wärme

Verschlimmerung: Feuchtkaltes Wetter, in Wassernähe

Anwendungsgebiete

- Ödeme
- Bläschen mit gelblichen Wasserinhalt
- Erkältungen mit gelbgrünlichen Sekreten
- Nach Grippe und Erkältungen zur Ausleitung
- Ekzeme, nässend
- Offene Beine (begleitend)
- Zur Entwässerung und bei Harnverhalten
- Durchfall, übelriechende Winde, Blähungen
- Verstopfung
- Schüttelfrost (ohne Infekt)
- Diabetes (nur begleitend!)
- Bei bitterem Geschmack und bitterem Aufstoßen
- Bei übelriechenden Schweißabsonderungen
- Frühjahrskur, zur Fastenbegleitung
- Zur allgemeinen Anregung aller Organe und Ausscheidung von Stoffwechselendprodukten

Salbe, Creme

Bei Völlegefühl und zur Unterstützung der Verdauung Salbe auf den Bauch einreiben; abends eine Bauchauflage und warm einwickeln; die Fußsohlen einreiben, darüber Baumwollsocken tragen.
Die Creme kann zur Massage verwendet werden.

Mineralpflanzen

Natrium: Petersilie, Rosmarin, Spitzwegerich
Schwefel: Dill, Petersilie, Schnittlauch, Taubnessel

Nr. 11 Silicea

Kieselsäure, Regelpotenz D12

Vorkommen im Körper

Kommt in allen Zellen, Geweben und Organen vor.

„Die Kieselsäure ist ein Bestandteil der Zellen des Bindegewebes, der Epidermis, der Haare und der Nägel ..." (Dr. Schüßler, [ii] S. 21)

Charakteristik

Antialterungsmittel, Bindegewebemittel, das Salz für Haare, Nägel, Haut, Knochen; Lymph- und Eitermittel.

Funktionsweise

Silicea beeinflusst die Lösung und Ausscheidung von Eiter. Es aktiviert die Leukozyten. Löst Säuren (u. a. Harnsäure). Diese werden über das Lymphsystem aufgenommen, unschädlich gemacht und ausgeschieden. Bringt unterdrückte Schweißbildung nach außen. Bindegewebezellen werden aufgebaut. Sind Gewebe arm an Silicea, so altern sie schneller – sie atrophieren.

Zeichen von Funktionsstörungen

Frühe Alterungserscheinungen. wie tiefe Falten, schlaffe dünne Haut, brüchige Haare, Nägel oder Knochen. Schwache Muskeln, schlechtes Bindegewebe, Rheuma, Ablagerungen und erhöhte Harnsäure. Nervenschwäche, Übersensibilität. Kinder wirken blass, früh alt, fröstelnd, geräuschempfindlich, harmoniebedürftig (Nr. 2).

Modalitäten

Besserung durch Wärme, warm einpacken und Harmonie

Verschlechterung: Wetterwechsel, Zugluft, Kälte, Ärger

Anwendungsgebiete

- Diffuser Haarausfall, schlechte Haarqualität
- Nagelanomalien (Längsrillen, absplitternde Fingernägel, weiße Flecken auf den Nägeln)
- Vorbeugend bei Falten, Knitterfältchen, Krähenfüße
- Akne, Furunkel
- Osteoporose (begleitend; siehe auch Nr. 2)
- Arthrosen, Fersensporn
- Gicht, Nierensteine, Nierengrieß
- Eiterungen, Abszesse und Fisteln
- Hämorrhoiden
- Krampfadern
- Übelriechender Fuß- und Achselschweiß
- Nässende, schuppige Kopfhautekzeme
- Hautjucken im Alter
- „Computeraugen", Augen rot und gereizt (Nr. 3)
- Zugluft- und Kälteempfindlichkeit
- Geräusch- und Lichtüberempfindlichkeit
- Migräne, Kopfschmerzen bei Mondphasen- oder Wetterwechsel

Creme, Salbe

Zur Hautpflege bei schlaffer, dünner und faltiger Haut.
Bei Ablagerungen Salbe auf die Gelenke einreiben oder als Salbenverband über Nacht einwirken lassen.

Hinweis:

Silicea wird auch als das „homöopathische Skalpell" bezeichnet und sollte deshalb vorsorglich nicht angewendet werden, wenn sich im Körper kleinere Stoffe befinden, die dort verbleiben sollen.

Mineralpflanzen

Kieselsäure: Brennnessel, Spitzwegerich

Nr. 12 Calcium sulfuricum

Calciumsulfat, Gips, Regelpotenz D6

Besonderheit

„Der schwefelsaure Kalk ist zwar gegen manche Krankheiten (Eiterungsprozesse, Haut- und Schleimhaut-Affektionen) mit Erfolg angewendet worden; da er aber … nicht in die konstante Zusammensetzung des Organismus eingeht, so muss er von der biochemischen Bildfläche verschwinden. Statt seiner kommt Natrium phosphoricum resp., Silicea in Betracht …" (Dr. Schüßler, [ii] S. 25).

Nr. 12 Calcium sulfuricum wurde von Dr. Schüßler bis zu seinem Tod wieder verworfen. Er ersetzte es durch die Nr. 9 und Nr. 11. Wegen der guten Wirkung nahmen seine Nachfolger aber Calcium sulfuricum in der Potenz D6 in die Liste der Schüßler-Salze wieder auf.

Vorkommen im Körper

Leber, Galle

Charakteristik

Haut- und Schleimhautreinigung

Funktionsweise

Calcium sulfuricum wird bei Erkältungen mit dickem gelben Sekret eingesetzt und bei Eiterungen, die nach außen eine Abflussmöglichkeit haben, bei akuten und chronischen rheumatischen Beschwerden.

Zeichen von Funktionsstörungen

Starke Altersflecken, kalkweiße Blässe, rheumatischer verschlackter, belasteter Mensch.

Anwendungsgebiete:

- Schleimhautkatarrhe (auch Magenschleimhaut)
- Eitrige Prozesse mit Abflussmöglichkeit
- Akutes und chronisches Rheuma
- Gicht
- Eitrige Prozesse im Genitalbereich
- Wachstumsstörungen der Knochen

Salbe, Creme

Gelenke einreiben; Salbenverband (siehe ab S. 161).

Mineralpflanzen

Calcium: Dill, Gänseblümchen, Giersch, Himbeere, Petersilie, Rosmarin, Schnittlauch, Spitzwegerich, Thymian, Taubnessel

Schwefel: Dill, Petersilie, Schnittlauch, Taubnessel

Im Folgenden stellen wir Ihnen im Kurzportrait 12 Heil- und Würzpflanzen vor. Diese eignen sich unserer Meinung nach besonders gut als Mineralpflanzen zur Ergänzung der Schüßler-Salze.

Ebenso geben wir hier allgemeine Hinweise zu Anwendungsformen von Pflanzen und Kräutern.

Sie erfahren Wissenswertes über die Qualität der Rohstoffe und deren Bezugsquellen.

Häufige und wichtige Fragen finden Sie in der Einleitung.

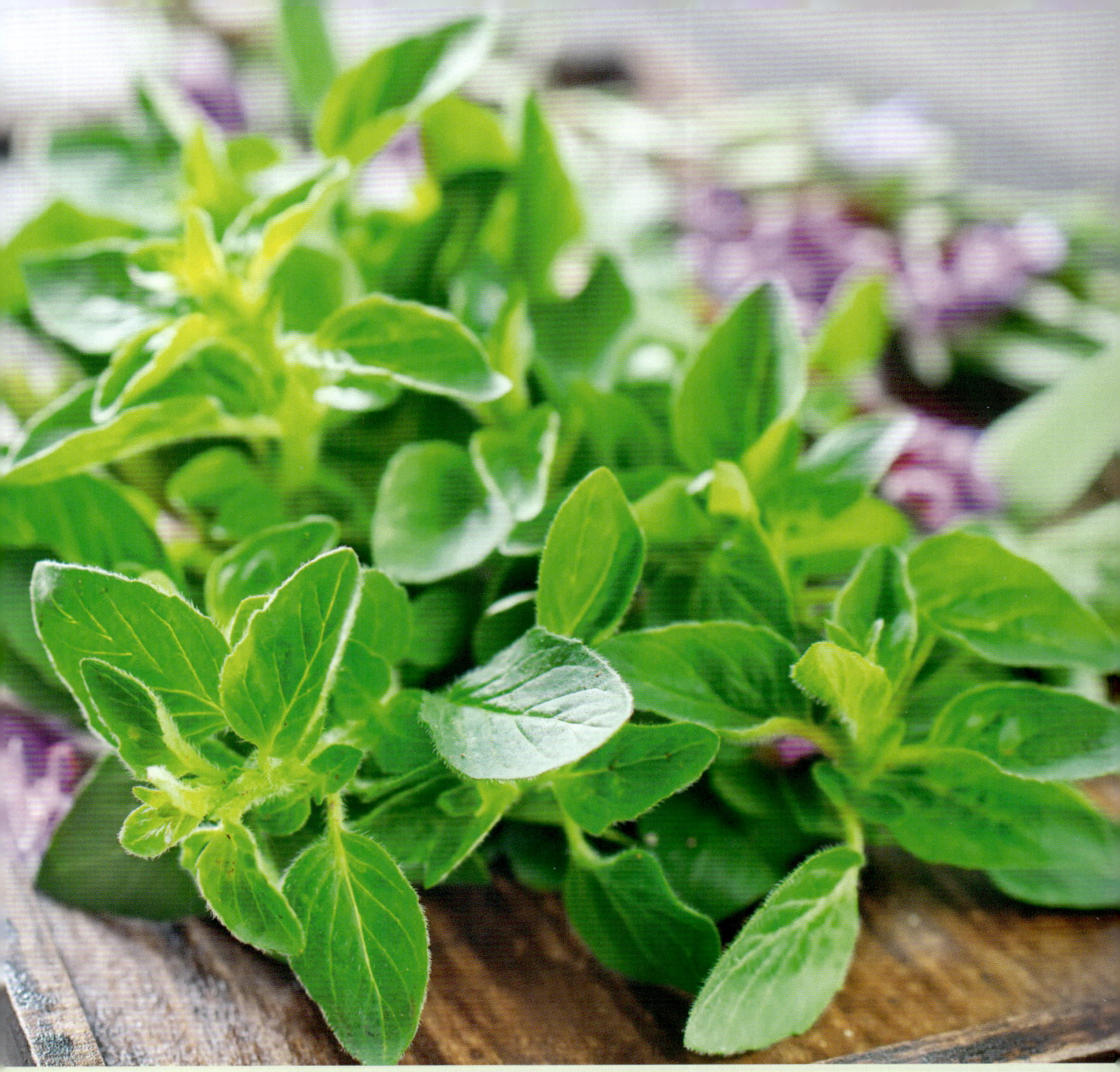

3. Kapitel
12 Pflanzen für 12 Salze

Heilpflanzen und Würzkräuter
Einleitung und Grundlagen
12 Pflanzen im Kurzportrait
Arzneipflanzen, Apothekerpflanzen

Einleitung und Grundlagen

Pflanzen sind wohl die älteste Medizin der Erde. Für unsere Vorfahren war es normal, Wildpflanzen zu sammeln und als Nahrung, Tee oder Heilmittel zu verarbeiten.

Auch in unserer modernen hektischen Welt hat die Pflanzenheilkunde an Attraktivität nichts verloren.

Immer mehr Menschen vertrauen ihr und versorgen sich mit frei verkäuflichen Wellness-Tees, Arzneitees oder anderen Naturprodukten.

Pflanzen wirken auf den ganzen Menschen. Z. B. regen frische grüne Kräuter durch Duft, Geschmack und Farbe alle Sinne an. Der Appetit wird gesteigert, der Magen fühlt sich wohl und das Herz erfreut sich.

Pflanzen sind Naturprodukte und unterliegen verschiedenen Einflüssen. Anbau, Klima, Bodenbeschaffenheit, Erntezeitpunkt, Trocknung und anschließende Verarbeitung bestimmen die Qualität.

Für medizinische Zwecke werden heute die meisten Heilpflanzen angebaut.

Der Hersteller, der ein pflanzliches Arzneimittel auf den Markt bringt, muss zum Schutz des Verbrauchers den Nachweis der Wirksamkeit und Unbedenklichkeit in einem Zulassungsverfahren z. B. durch Studien selbst belegen. Registrierte traditionelle Arzneimittel müssen deklariert und gekennzeichnet sein.

Arzneipflanzen, die in Apotheken, und Reformhäusern verkauft werden, unterliegen einer strengen Qualitätskontrolle. Sie müssen einen sog. Beipackzettel enthalten. Ein Lebensmitteltee hat keinen Beipackzettel.

Der Heilerfolg hängt von vielen Faktoren ab. Insbesondere gehören hierzu:

- die richtige Diagnose (Arzt, Heilpraktiker, Selbstbeobachtung)
- die richtige Pflanze / das richtige Pflanzenteil
- die Zubereitungsart
- die Anwendungsform (z. B. Frischpflanzensäfte, Tee, Tropfen, Tabletten, Pulver)

Für die Ergänzung von Schüßler-Salzen empfehlen wir Tee, Frischpflanzenpresssaft (aus Reformhaus, Naturkostladen oder Apotheke), Kräuter oder Wildgemüse.

In der Küche kann man durch viele Küchenkräuter oder Kräutergerichte den Mineralstoffhaushalt ausgleichen.

Pflanzliche Monographien

Zur Beurteilung der therapeutischen Wirksamkeit von Arzneipflanzen hat die Kommission E des ehemaligen BGA (BundesGesundheitsAmt) sogenannte Monographien erstellt. Diese sind Grundlage vieler Veröffentlichungen und weiterer Arzneibeurteilungen.

Heute erfolgt die Beurteilung pflanzlicher Arzneimittel auf europäischer Ebene.

2004 wurde das HMPC (Herbal Medical Products Commitee) eingerichtet. Dieses Komitee gehört der europäischen Zulassungsagentur EMA an.

Neben der Erarbeitung von Leitlinien zur Bewertung von Qualität, Wirksamkeit und Unbedenklichkeit pflanzlicher Arzneimittel erstellt der Ausschuss Monographien zu pflanzlichen Drogen (Pflanzen mit medizinisch belegter Wirksamkeit).

Die Einordnung der Pflanzen erfolgt heute in **„well-established medicinal use"** bei anerkannter medizinischer Wirkung und akzeptierter Unbedenklichkeit.

„traditional use" dagegen bezeichnet ein altes traditionelles Arzneimittel mit überlieferter, medizinisch nicht klar belegbarer Wirksamkeit.

Pflanzen mit Negativbewertung werden vom Markt genommen.

Arzneipflanzen, die eine Monographie haben, sind in unserem Buch mit „M" gekennzeichnet.

Wir empfehlen Ihnen ausdrücklich, sich auf die medizinisch gestützten Anwendungsmöglichkeiten zu beschränken.

Um eine gute Qualität zu gewährleisten, raten wir Ihnen zu Arzneitees oder die konzentrierte reine Form von Frischpflanzenpresssäften. Natürlich können Sie aber auch auf Bonbons, Inhalation, Räucherungen oder andere Therapieformen zurückgreifen. Erfragen Sie hierfür die Vorlieben Ihres Patienten.

Pflanzliche Ernährung und Mineralien

Hippokrates muss schon früh erkannt haben, dass Krankheiten durch Mangel an bestimmten Nährstoffen entstehen. „Eure Nahrung soll Eure Heilung und eure Heilung soll eure Nahrung sein".

Erforscht und erkannt, dass viele Krankheiten durch Mineralstoffmangel entstehen, hat auch Dr. Schüßler.

Die lebenswichtigen Mineralien und Spurenelemente müssen täglich mit der Nahrung zugeführt werden.

Die besten Quellen sind unsere pflanzlichen Lebensmittel (Obst, Gemüse), Wildkräuter, Gewürzkräuter. Sie beinhalten alle wichtigen Mineralien und Spurenelemente in organisch gebundener Form, die der Körper aufnehmen kann.

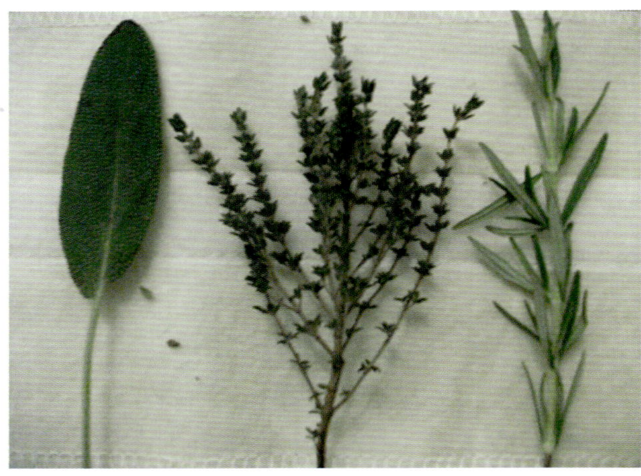

Salbei – Thymian – Rosmarin

Die Ernährung kann man durch Zugabe von Würz- und Wildkräutern bereichern.

Auch Küchenkräuter sind wahre Vitamin- und Mineral-Bomben. Sie liefern uns (z. B. auf der Fensterbank) teilweise sogar frisches Grün, wenn um uns herum alles trist und grau ist.

Im folgenden Kapitel stellen wir Ihnen 12 Kräuter-, Heil- oder Würzpflanzen passend zu den 12 Schüßler-Salzen vor.

Zubereitungsarten der Pflanzen

Tee

Die häufigste Anwendungsform ist der heiße Teeaufguss (Infus).
Hierfür 1–2 TL getrocknete Pflanzenteile mit kochendem Wasser übergießen und 5–10 Min. ziehen lassen. Weitere Zubereitungsformen sind möglich, z. B. Abkochung (Dekot), Kaltauszug (Mazerat), Mischverfahren u. a.. Genaue Anweisungen sind den Packungsbeilagen des Arzneiteeherstellers beigefügt.

Äußere Anwendungsformen

- Umschläge
- Auflagen
- Wickel
- Salben
- u. ä.

Küche

- Kräutersaucen
- Wildkräutersalate
- Frisch als Gewürz für jedes Essen
- Kräuter-Smoothies
- Kräutersäfte
- Frischpflanzenpresssäfte ...

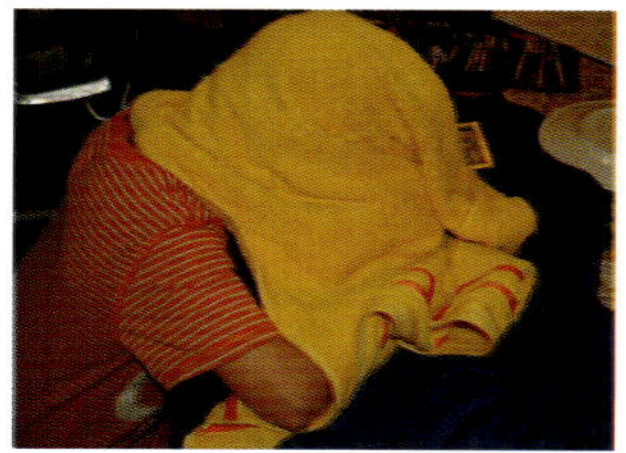

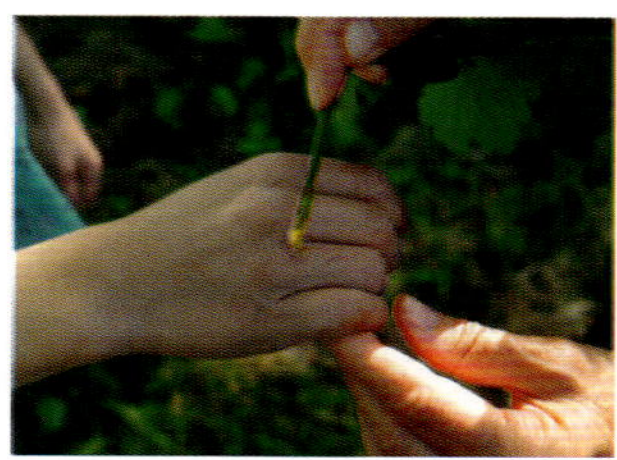

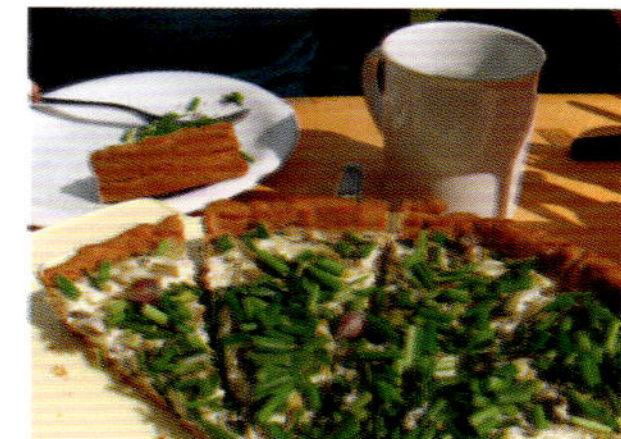

Die wichtigsten Fragen im Überblick

Warum die Ergänzung mit Heilpflanzen?

Über die Heilpflanzen können wir dem Körper fehlende Mineralien zuführen (Schüßler-Salze beseitigen nur evtl. Mineralverteilungs-Störungen im Körper, aber keinen Mineral-Mangel).

Die Aufschlüsselung der Mineralien erfolgt in organischer Form. Dies ermöglicht eine ca. 96 %ige Mineralstoff-Aufnahme durch den Körper (Mineralien in nicht-organischer Form (z. B. Gesteinsmehl) werden lediglich zu ca. 4% vom Körper aufgenommen).

Der Organismus kann die so aufgenommen Mineralien leichter verwerten.

Wie werden Heilpflanzen angewendet?

Es gibt verschiedene Anwendungsmöglichkeiten, z. B.

- Tee
- Tropfen
- Tabletten/Kapseln
- (Frischpflanzenpress)Saft
- Küche(nkraut/Smoothie)

Wie dosiere ich richtig?

Genaue Dosierangaben sind der jeweiligen Packungsbeilage beigefügt.

Wo bekomme ich Heilpflanzen?

Auch hier gibt es verschiedene Möglichkeiten:

- Apotheke
- Reformhäuser
- Lebensmittelläden
- Drogeriemärkte

Was muss ich beim Kauf beachten? Gibt es Qualitätsunterschiede?

Ja, die gibt es. Genaueres hierzu finden Sie auf Seite 127 ff.

Für den Erwerb besonders hochwertiger Küchenkräuter empfiehlt sich der Kauf des Krautes z. B. als Tee in der Apotheke oder im Reformhaus.

Brennnessel (Urtica dioica aut Urtica urens)

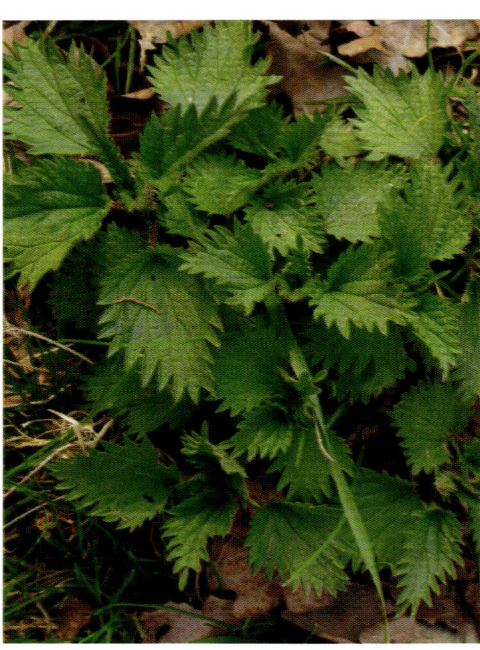

Bereits Hippokrates, Hildegard von Bingen oder Hieronymus Bock verordneten die Brennnessel bei den unterschiedlichsten Beschwerden.

Verwendete Teile:

- Blätter
- Kraut
- Wurzeln
- Samen

Inhaltsstoffe:
Flavonoide, Chlorophylle, Carotinoide, Beta-Sitosterin, Pflanzensäuren, Vitamin A, C und E; Samen: Linolsäure, Vitamin E; Brennhaare: Amine (Histamin), Wurzel: Sterole, Sterylglucoside, Lignane, Gerbstoffe

Mineralpflanze für:
Eisen, Kalium, Kieselsäure, Magnesium

Schüßler-Salze:

Nr. 8, Nr. 9 und Nr. 10	(entsäuernd, entwässernd)
Nr. 2 und Nr. 3	(Eisen, Blutbildend)
Nr. 11 und Nr. 12	(Haut- und Bindegewebe)

Anwendungsbereiche:

- Stoffwechselanregend, entschlackend
- Harntreibend (Harn- und Nierengrieß) (M)[1]
- Entzündungshemmend
- Blutreinigend
- Schmerz-, juckreizlindernd
- Gutartige Prostatavergrößerung (Wurzel)

Volksmedizin (weitere Anwendungsbereiche):

- Rheumatischen Erkrankungen
- Allgemeine Abwehrschwäche
- Eisenmangel
- Hautleiden
- Frühjahrsmüdigkeit
- Frühjahrskuren (Frischpflanzenpresssaft)

Küche:

- Brennnesselsuppe
- Im Wildkräuter-Salat; zu Soßen

Hinweis:

Auf eine ausreichende Trinkmenge achten.

Keine Einnahme bei eingeschränkter Herz- oder Nierenfunktion.

1 M: Brennnesselblätter-Tee wird zur Erhöhung der Harnmenge und zur Unterstützung und Behandlung von Beschwerden beim Wasserlassen anerkannt.

Dill (Anethum graveolens)

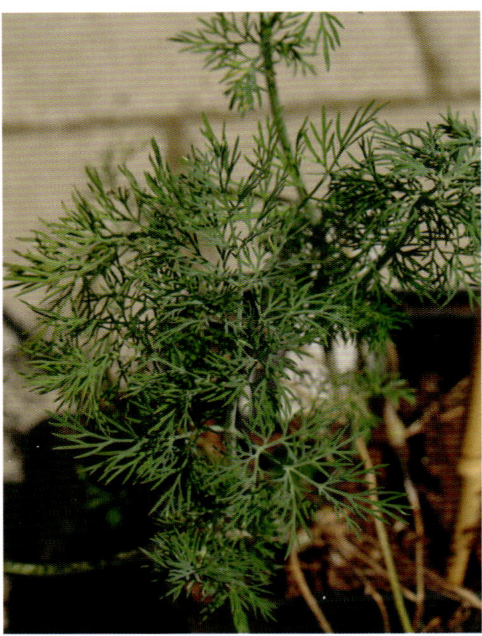

Die genaue Herkunft des Dills ist bis heute unbekannt; in der Küche des mitteleuropäischen Raums wird er aber schon sehr lange verwendet.

Verwendete Teile:

- Blätter
- Kraut
- Samen (Gewürz)

Inhaltsstoffe:
Ätherische Öle, Mineralien, Vitamine, insbesondere Vitamin A, B, C, E und K

Mineralpflanze für:
Calcium, Eisen, Kalium, Phosphor, Schwefel, Kupfer, Mangan, Zink

Schüßler-Salze:

Nr. 7	(entspannend)
Nr. 8	(ausgleichend auf den Salzhaushalt)
Nr. 11	(Haut- und Bindegewebe)

Anwendungsbereiche:

- Menstruationsprobleme
- Beruhigende, entkrampfende Wirkung
- Verdauungsstörungen
- Beruhigend auf nervöse Darmwände
- Appetitlosigkeit, Übelkeit
- Schluckauf
- Harntreibend
- Reinigende Wirkung (nicht übertreiben!)

Volksmedizin (weitere Anwendungsbereiche):

- Beruhigung nervöser Kinder (Dillsamen kauen)
- Anregung der Milchsekretion bei stillenden Müttern
- Allgemeine Abwehrschwäche
- Verbesserung der Knochenstruktur (durch hohen Calcium-Anteil)
- Hautverbesserung (soll geschmeidiger und weicher werden)

Küche:

- Dill wirkt Appetit anregend; gegen Völlegefühl
- Auch die Samen sind gut verwendbar
- Im Wildkräuter-Salat, zu Soßen
- Schmeckt besonders gut zu Fisch und Gurken

Hinweis:

Dillkraut ist mineralstoff- und vitaminreich.

Er kann vielseitig in der Küche verwendet werden.

Gänseblümchen (Bellis perennis)

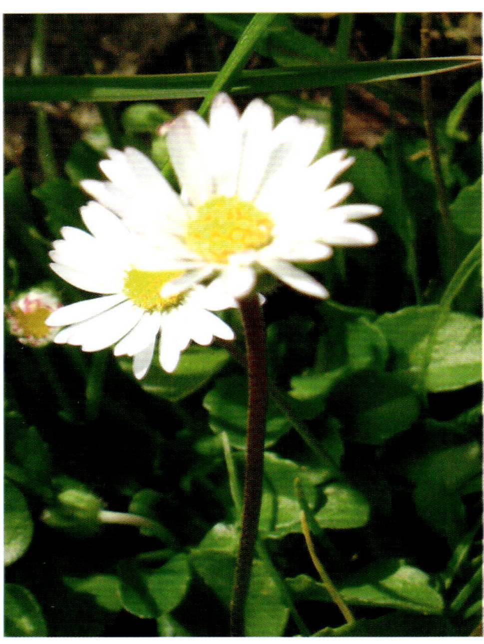

Das Gänseblümchen erlebt heute seine Renaissance in der Küche – als schmackhafte Dekoration oder als Beigabe zu Salaten und Suppen.

Verwendete Teile:

- Blätter
- Blüten

Inhaltsstoffe:
Saponine, Bitterstoffe, Gerbstoffe, ätherisches Öl, fettes Öl, Inulin, Flavonoide; Vitamin A und C

Mineralpflanze für:
Calcium, Eisen, Kalium, Magnesium

Schüßler-Salze:	
Nr. 6	(Leber / Galle)
Nr. 9	(Haut- und Bindegewebe / Entschlackung)
Nr. 10	(Haut- und Bindegewebe / Entschlackung)

Anwendungsbereiche:

- In der Homöopathie
- In Teemischungen stoffwechselfördernd

Volksmedizin (weitere Anwendungsbereiche):

Innerlich:

- Stoffwechselanregung
- Appetitanregung
- Magenbeschwerden
- Galle- und Lebermittel
- Zur Blutreinigung

Äußerlich:

- Quetschungen
- Prellungen
- Abszesse
- Venenleiden

Küche:

- In Wildkräuter-Salat, Soßen, Suppen
- Schmeckt zuerst süßlich, dann bitter
- Die Bitterstoffe sind verdauungsfördernd

Hinweis:

Das Gänseblümchen ist eine alte Heilpflanze für Hauterkrankungen und Kinderheilkunde. Es wird äußerlich als Umschlag bei Verletzungen, Schmerzen und Prellungen verwendet.

Giersch (Aegopodium podagraria)

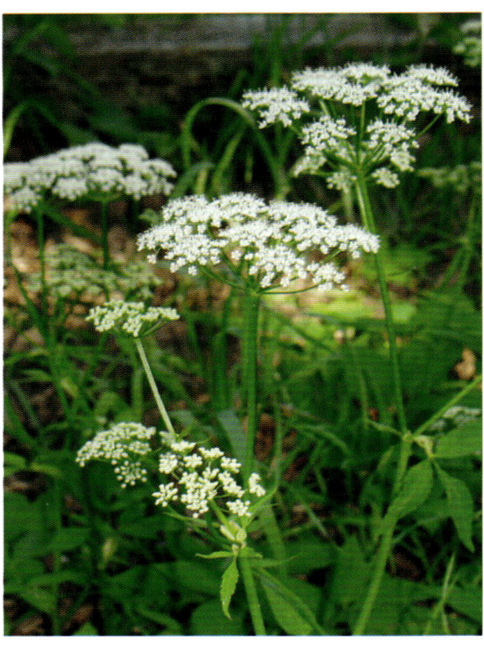

Ein im Mittelalter gut geschätztes und sogar in den Klostergärten angebautes (Heil-)Kraut für Gicht und als Gemüse – heute weitgehend vernachlässigt; erlebt gerade seine Renaissance.

Verwendete Teile:

- Junge zarte Blätter

Inhaltsstoffe:
Ätherische Öle, Flavonoide, Phenolcarbonsäuren, Vitamin A und C

Mineralpflanze für:
Calcium, Eisen, Kalium, Magnesium, Bor, Kupfer, Mangan, Zink

Schüßler-Salze:	
Nr. 6	(Leber / Galle)
Nr. 9	(Haut- und Bindegewebe / Entschlackung)
Nr. 10	(Haut- und Bindegewebe / Entschlackung)

Anwendungsbereiche (M):

In der Schulmedizin ohne Verwendung

Volksmedizin (weitere Anwendungsbereiche):

- Gicht (Podagra)
- Rheuma
- Arthritis
- Verstopfung
- Krampfadern
- Entwurmung
- Blutreinigung
- Stoffwechselanregung
- Erhöhte Harnsäure
- Frühjahrs- und Herbstkur

Küche:

- Wertvolles, sehr vitaminreiches Wildgemüse
- Zu Soßen und Suppen, in (Wildkräuter-)Salaten

Hinweis:

Giersch ist mineralstoff- und vitaminreich. Er kann vielseitig in der Küche verwendet werden. Verwendet werden die kleinsten jungen Blätter vor der Blüte. Ältere Blätter schmecken bitter.

Himbeere (Rubus idaeus)

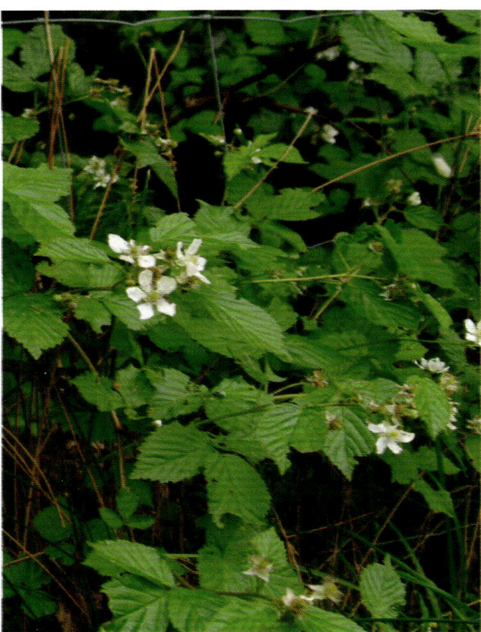

Obwohl bereits im Mittelalter bekannt, gelang der Himbeere erst im 16. Jahrhundert in Frankreich und England der kulinarische und heilkundliche Durchbruch.

Himbeeren gehören botanisch zu den Rosengewächsen.

Verwendete Teile:

- Blätter
- Früchte

Inhaltsstoffe:
Blätter: Gerbstoffe, Flavonoide, Vitamin A und C;
Früchte: Aromastoffe, Fruchtsäuren, Rutin, B-Vitamine, Vitamin A und C

Mineralpflanze für:
Calcium, Eisen, Kalium, Magnesium, Mangan (Blätter), Phosphor (Früchte)

Schüßler-Salze:

Nr. 2	(Knochen / Blut)
Nr. 3	(stärkt die Abwehr)
Nr. 5	(stärkt Psyche und Nerven)
Nr. 7	(entspannt, hilft Gelassenheit zu erlangen)

Anwendungsbereiche:

Blätter:

- In Tee als Beigemisch, sonst medizinisch heute ohne Verwendung
- Leicht adstringierend (zusammenziehend)
- Leicht entzündungshemmend
- Schleimhautentzündungen im Mund- und Rachenraum
- Durchfall

Volksmedizin (weitere Anwendungsbereiche):

Blättertee:

- Geburtsvorbereitung (Kräftigung der Gebärmutterschleimhaut – Anweisung der Hebamme beachten!)
- Durchfallerkrankungen (auch bei Kindern)
- Entzündungen in Mund- und Rachenraum (spülen und gurgeln)

Früchte:

- Entzündungshemmend
- Blutgefäßschutz
- Fieberhafte Erkrankungen
- Blutbildend, Abwehr stärkend

Küche:

Früchte (Saft):

- Erfrischungsgetränk

Hinweis:

Nicht während der Schwangerschaft anwenden.

Löwenzahn (Taraxacum officinale)

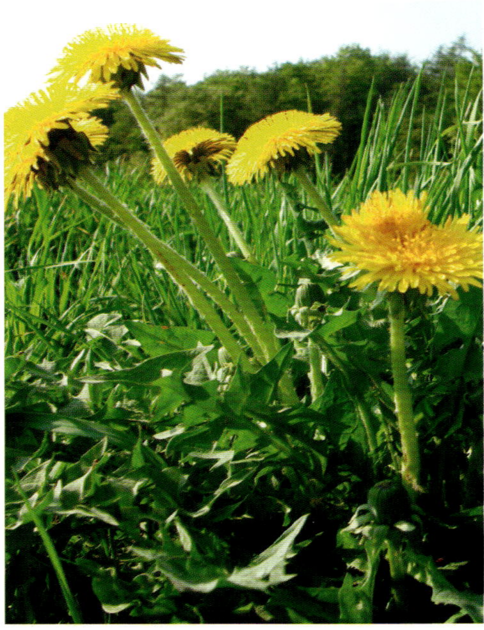

„Sey so gut und schick mir etwas roten Wein, der Löwenzahn bekommt mir mit diesem Vehikel am besten."

Johann Wolfgang von Goethe, 9. Mai 1818 in seinem Brief aus Jena an seinen Sohn August

Verwendete Teile:

- Kraut
- Junge zarte Blätter
- Blütenknospen
- Blüten
- Wurzel

Inhaltsstoffe:
Vitamine, Bitterstoffe, Triterpene und Stereole, Carotinoide, Flavonoide, Gerbstoffe, Mineralien, Spurenelemente, wenig ätherisches Öl, Schleimstoffe, Fructose (Frühjahr), Inulin (Herbst), Vitamin C

Mineralpflanze für:
Kalium, Magnesium, Phosphor

Schüßler-Salze:	
Nr. 4	(entschleimend)
Nr. 6	(Leber / Galle)
Nr. 9 und Nr. 10	(Fettverdauung / Entschlackung)

Anwendungsbereiche (M):

- Leber-/Gallebeschwerden
- Nierenleiden (Harntreibend, ausschwemmend)
- Darmbeschwerden (Völlegefühl, Blähungen)
- Appetitanregend

Volksmedizin (weitere Anwendungsbereiche):

- Stoffwechselanregend (Entschlackungskuren)
- Blutreinigung
- Gicht, rheumatische Beschwerden
- Arthritis
- Bindegewebsstärkend
- Ödeme (harntreibend, ausschwemmend)
- Blutzuckerspiegel stabilisierend (Wurzeln)
- Allgemeine (Alters-)Schwäche

Küche:

- In (Wildkräuter-)Salaten
- Zu Soßen und Suppen
- Löwenzahnblüten-Honig / -Sirup
- Löwenzahnknospen als Kapern eingelegt u. a.

Hinweis:

Nicht anwenden bei Magenulkus, Gastritis, Gallensteinen und unklaren Beschwerden.

Petersilie (Petroselinum crispum aut sativus)

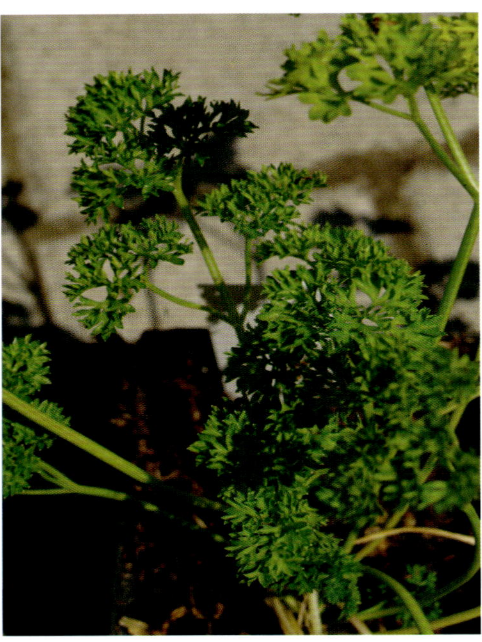

„Ein mehr als hundertfach erprobtes und bewährtes Mittel gegen Wassersucht"

Pfarrer Sebastian Kneipp

Verwendete Teile:

In Medizin (und Küche):

- Kraut (frisch oder getrocknet)
- Blätter
- Samen
- Wurzeln

Inhaltsstoffe:

Ätherische Öle, Flavonglykosid Apion, Furocumarine, Vitamine, insbesondere Vitamin A, B1, B2, B6, B9, C, E und K

Mineralpflanze für:

Calcium, Chlor, Eisen, Kalium, Magnesium, Natrium, Phosphor, Schwefel, Fluor, Jod, Kupfer, Mangan, Zink

Schüßler-Salze:

Nr. 2	(Knochen / Blut)
Nr. 3	(Stärkt die Abwehr)
Nr. 8	(Wasserhaushalt / Entwässerung)

Anwendungsbereiche (M):

- Stark harntreibende Wirkung (Durchspülung der Harnwege, Vorbeugung von Harngrieß)
- Verdauungsförderung

Volksmedizin (weitere Anwendungsbereiche):

- Abwehrschwäche (Infektionen)
  - Enormer Vitamingehalt
  - Das ätherische Öl Apiol wirkt gleichzeitig keimabtötend
- Erhöhung der Hirnfunktionsleistung
  - Vit. B3 und Folsäure
- Keuchhusten, Asthma
- Blutbildungsfördernd
- Wehensteigernd/Menstruationsanregend (Samen)

Küche:

- Vielseitig verwendbar (z. B. auch Frankfurter Grüne Soße, Kräutersoßen, Smoothies)
- Besonders geeignet als Vitaminspender über/zu gekochten Speisen
- Frischpflanzensaft: Petersilie und Dill (je 1 TL) mit 1 Glas Wasser im Mixer eine Minute mixen, filtern und frisch trinken

Hinweis:

Der übermäßige Verzehr von Petersilie kann Frühgeburten auslösen und Nerven und Nieren schädigen. Kein therapeutischer Einsatz während Schwangerschaft und bei entzündlichen Nierenerkrankungen!

Rosmarin (Rosmarinus officinalis)

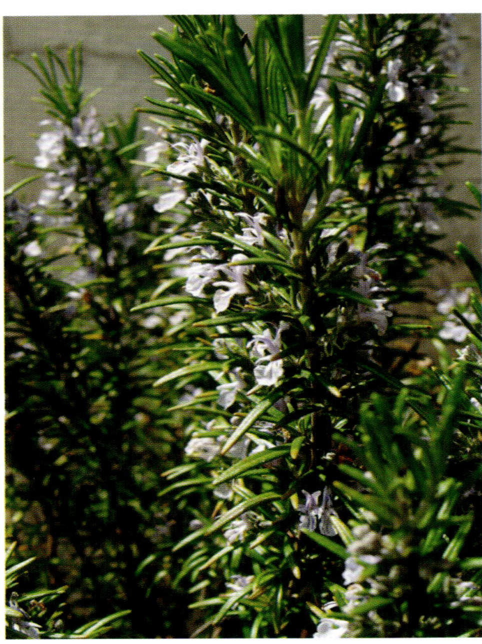

Eines der klassischen Gewürze der Mittelmeerregion.

Lieblingskraut Kneipps

Verwendete Teile:

- Blätter (Nadelblätter)

Als pflanzliches Arzneimittel und Gewürz

Inhaltsstoffe:
Ätherische Öle, Mineralien, Campher, Terpene: Cineol, Carnosol, Borneol, Gerb- und Bitterstoffe, Rosmarinsäure, Phyto-Östrogene, Harze

Mineralpflanze für:
Calcium, Eisen, Kalium, Magnesium, Natrium

Schüßler-Salze:

Nr. 2	(Knochen / Blut)
Nr. 3	(Stärkt die Abwehr)
Nr. 7	(Entspannt, entkrampft)
Nr. 8	(Wasserhaushalt / Entwässerung)

Anwendungsbereiche (M):

Innerlich:

- Leichte krampfartige Magen-, Darm- und Gallestörungen (Völlegefühl, Blähungen)

Äußerlich:

- Muskel- und Gelenkrheumatismus
- Kreislaufbeschwerden

Volksmedizin (weitere Anwendungsbereiche):

- Stoffwechselanregung / Migräne,
- Kreislaufstabilisierung (niedriger Blutdruck)
- Verdauungsförderung (Gallensaftanregung)
- Magen-, Darm- oder Unterleibskrämpfe
- Hormonschwankungen
- Psyche: klärend, belebend, aufhellend, anregend
- Durchblutungsförderung (Potenzsteigerung)
- Herzkräftigung (steigert die Durchblutung der Herzmuskulatur)

Küche:

- Als Gewürz zu Kräutersoßen, Kräuterbutter
- Essig- oder Öl-Ansätze, Kräuterwein u. a.

Hinweis:

Rosmarin nur sparsam verwenden. Kein therapeutischer Einsatz bei zu hohem Blutdruck, Schwangerschaft, Stillzeit, bei kleinen Kindern. Auch als Gewürz sollte Rosmarin hier nur äußerst sparsam genutzt werden.

Schnittlauch (Allium schoenoprasum)

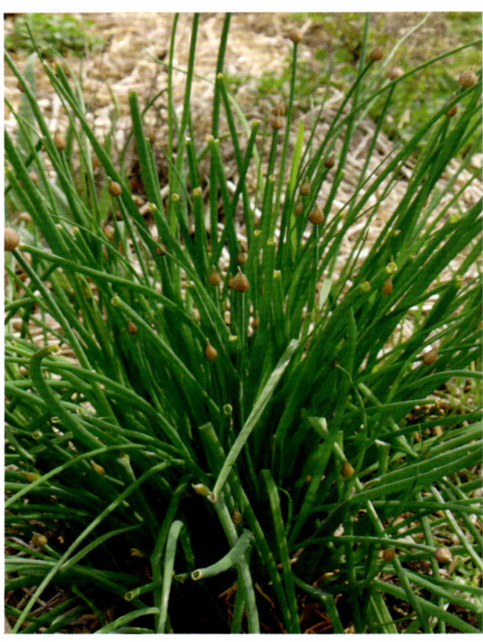

Ein sehr gutes Küchenkraut. Ähnlich dem Knoblauch aber milder. Schnittlauch kann ganzjährig auf der Fensterbank geerntet werden.

Im Freien zieht es sich zurück und treibt im Frühjahr neu aus.

Die Blüten sind ein sehr gutes Bienenfutter.

Verwendete Teile:

- Blätter (Stängel)
- In der Küche Blüten und Blütenknospen

Inhaltsstoffe:
Vitamin A, C, K, Niacin, Karotin

Mineralpflanze für:
Calcium, Eisen, Kalium, Magnesium, Natrium, Phosphor, Schwefel

Schüßler-Salze:

Nr. 3	(D12 Abwehrsteigerung, D6 Darmanregung)
Nr. 6	(Leber / Galle)
Nr. 9 und Nr. 10	(Verdauungsanregung / Ausscheidung)

Volksmedizin:

- Anregung der Sekretion der Verdauungssäfte
- Appetitanregend
- Verdauungsfördernd
- Leicht harntreibend
- Wirkt leicht entwässernd
- Mildes Mittel gegen Bluthochdruck
- Infektionen des Magen-/Darmbereiches
- Blutarmut

Küche:

- Verwendet werden die kleingeschnittenen möglichst frischen Blätter oder Stängel
- Roh für Salate, Soßen, Quarkspeisen
- Die jungen Blüten ohne Samenansätze können auch als Dekoration verwendet werden
- Schnittlauchknospen eingelegt als Kapernersatz.

Hinweis:

Gutes Mittel zur Geschmacksverbesserung, Anregung der Verdauung, Versorgung mit Vitaminen und Mineralien.

Da Schnittlauch durch Trocknung viel ätherisches Öl verliert, sollte er möglichst frisch verwendet werden.

Zur Anregung des Stoffwechsels täglich je 1 EL Schnittlauch, Petersilie oder Dill frisch in die Speisen geben.

Spitzwegerich (Plantago lanceolata)

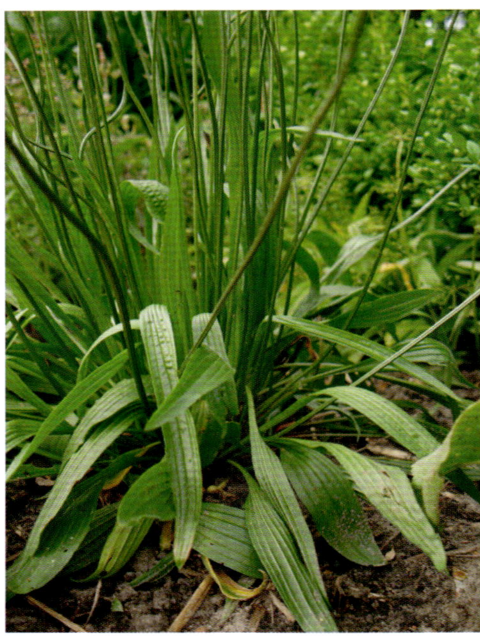

Bereits die Assyrer legten seine frischen oder trockenen Blätter auf Schwellungen.

Die alten Griechen benutzten ihn als Heilpflanze „gegen alle möglichen bösen Zufälle".

Verwendete Teile:

- Blätter

Inhaltsstoffe:
Schleimstoffe, Saponine, Bitterstoffe, Flavonoide, Vitamin C und B; Iridoidglycoside in Verbindung mit Aucubin und Catalpol (eine antibiotische Wirkung ist nachgewiesen)

Mineralpflanze für:
Calcium, Eisen, Kalium, Kieselsäure, Magnesium, Natrium

Schüßler-Salze:

Nr. 4	(Husten / Schnupfen / zäher Schleim)
Nr. 6	(Husten / Schnupfen / Schleim)
Nr. 10	(Ausleitung / Entschlackung)
Nr. 11	(Haut / Haare / Nägel)

Anwendungsbereiche (M):

Innerlich:

- Katarrhe der Luftwege (Husten)
- Entzündungen der Mund- und Rachenschleimhaut
- Schleimhautentzündungen in Magen- und Darmbereich

Äußerlich:

Entzündliche Veränderungen der Haut

Volksmedizin (weitere Anwendungsbereiche):

- Lungen- und Bronchialleiden
- Keuchhusten, Asthma
- Blutreinigung / Frühjahrskur
- Behandlung schlecht heilender Wunden
- Insektenstiche (zerdrückte Blattauflage gegen Juckreiz und Schwellungen)
- Kann bereits bei kleinen Kindern eingesetzt werden

Küche:

- In Wildkräuter-Salat, Soßen, Suppen
- Junge grüne Spitzwegerichblätter sind Bestandteil der Frankfurter grünen Soße

Rezept Hustensirup (auch für kleine Kinder):

50 gr Spitzwegerichblätter mit kochendem Wasser überbrühen (leicht bedeckt); zugedeckt 24 Stunden stehen lassen; durch Handtuch drücken; Sud 1:1 mit braunem Rohrzucker aufkochen; heiß in Schraubflaschen füllen. Abgekühlt löffelweise trinken.

Thymian (Thymus vulgaris)

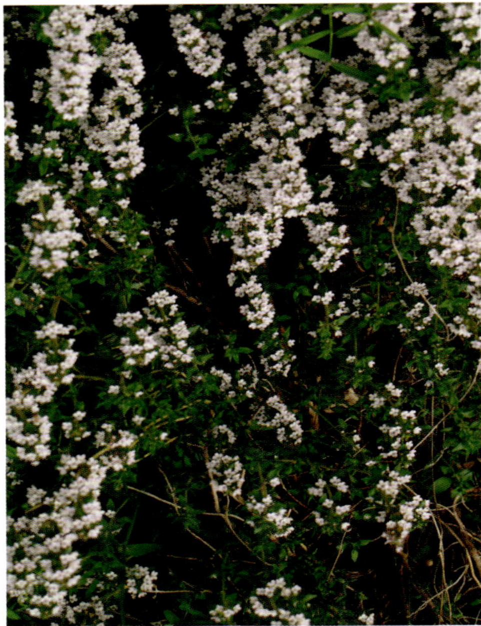

Thymian wurde schon bei den alten Griechen als Heil- und Würzmittel verwendet.

Außerdem benutzten sie ihn für rituelle Zwecke.

(Thymiama, griech. = „Rauchopfer")

Karl der Große empfahl den Anbau in den Klostergärten.

Verwendete Teile:

- Blätter (Nadelblätter)

Als pflanzliches Arzneimittel und Gewürz

Inhaltsstoffe:
Ätherisches Öl (insbesondere Thymol), Bitterstoffe, Gerbstoffe, Flavonoide, Saponine

Mineralpflanze für:
Calcium, Eisen, Mangan

Schüßler-Salze:

Nr. 2	(Knochen / Blut)
Nr. 3	(Stärkt die Abwehr)
Nr. 4	(Husten / Schnupfen / zäher Schleim)
Nr. 6	(Husten / Schnupfen / Schleim)

Anwendungsbereiche (M):

- Bronchitis, Keuchhusten
- Katarrhe der oberen Luftwege

Volksmedizin (weitere Anwendungsbereiche):

Innerlich (Tee / Tropfen):

- Magen-Darm-Erkrankungen
  - Desinfizierende Wirkung
  - Appetit-/Verdauungsanregung
  - Blähungen / Völlegefühl
- Förderung der Monatsblutung

Gurgeln (Tee / Tropfen):

- Entzündungen im Mundraum

Äußerlich (Waschungen / Bäder):

- Akne / unreine Haut

Küche:

Teil der Kräuter de Provence

Als Gewürz zu Kräutersoßen, Kräuterbutter

Essig- oder Öl-Ansätze, Kräuterhonig, Kräuterbonbons, Kräuterlikör u.a.

Hinweis:

Thymian sollte vorsorglich aufgrund der starken Wirkung des ätherischen Öls bei Hyperthyreose (Schilddrüsenüberfunktion) therapeutisch nicht eingesetzt werden.

Weiße Taubnessel (Lamium album)

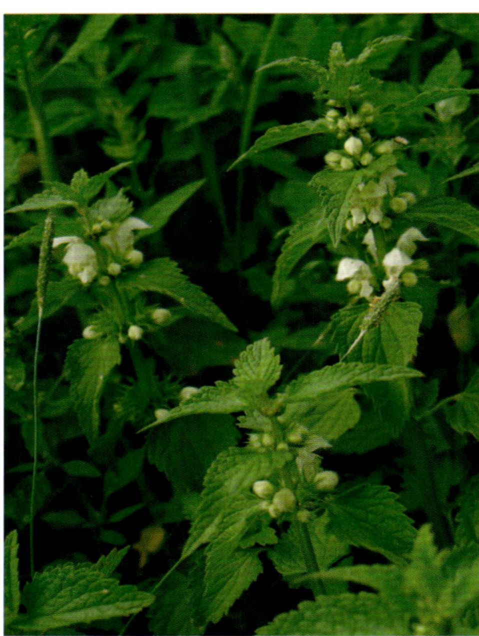

Die Taubnessel ist in der Volksheilkunde eine beliebte Pflanze, während die Schulmedizin ihr mehr oder minder keine Bedeutung schenkt.

Verwendete Teile:

- Blüten
- Sprossspitzen

Inhaltsstoffe:
Saponine, Schleimstoffe, Gerbstoffe, Aminosäuren, ätherisches Öl, Flavonoide, Glykoside

Mineralpflanze (junge Blätter) für:
Calcium, Eisen, Kalium, Magnesium, Phosphor, Schwefel, Bor, Kupfer, Zink

Schüßler-Salze:

Nr. 3	(Abwehrstärkung / Entzündungen)
Nr. 4	(Entschleimung)
Nr. 10	(Ausleitung / Entschlackung)

Anwendungsbereiche (M[2]):

Innerlich:

- Katarrhe der oberen Luftwege

Äußerlich

- Leichte Entzündungen der Mund- und Rachenschleimhaut (lokale Behandlung)
- Unspezifischer Weißfluss (Fluor albus) junger Mädchen

Volksmedizin (weitere Anwendungsbereiche):

- Unregelmäßige, schmerzhafte Periode
- Zu schwache Menstruation
- Magen- und Darmbeschwerden
- Stoffwechselanregung / Blutreinigung
- Stuhlanregung (Wildgemüse)
- Zusammen mit Steinklee, Johanniskraut und Rosskastanienblüten (Verhältnis 1 : 1 : 1) äußerlich und innerlich bei Krampfadern
- Blüten werden als Teeaufguss, in Teemischungen, als Gurgelmittel und als Badezusatz verwendet

Küche:

- Blätter (herb): zu Karotten / Suppen u. a.
- Jungen Blätter: Vitamin- und Mineralstoffreich Sie werden in der Wildkräuterküche verwendet.
- Taubnesselblüten (süßlich): Salatdekoration

Hinweis:

Taubnesselblüten werden in der Naturheilkunde kaum noch verwendet. Man kann sie jedoch in der Apotheke kaufen.

2 Nur die Blüte wird verwendet

Im folgenden Kapitel stellen wir Ihnen praktische Anwendungsmöglichkeiten von Schüßler-Salben, Wickel, Einreibungen usw. vor.

Auch spezielle Kuren mit Pflanzensäften, Tee und Schüßler-Salzen finden Sie im 4. Teil, sowie eine Kurzbeschreibung über den Ablauf von Erkältungen.

Wie wertvoll frische Küchenkräuter sind, zeigt Ihnen unsere Nährwerttabelle.

Außerdem haben wir für Sie eine kleine Kräuterküche zusammengestellt. Hier finden Sie weitere Heilpflanzen, die in der Küche und auch bei Beschwerden eingesetzt werden können.

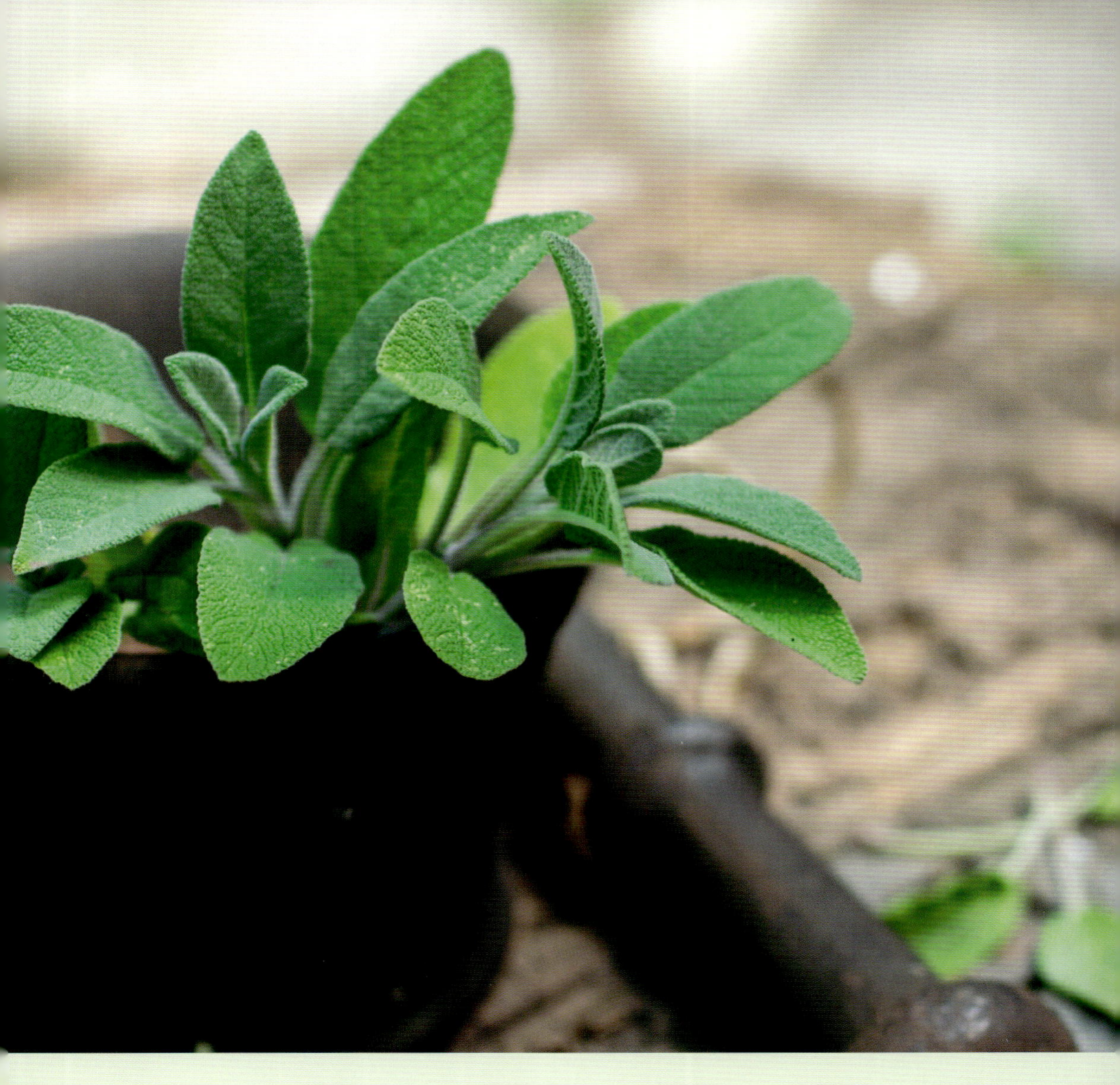

4. Kapitel
Anhänge

Wickel, Umschläge und Auflagen

Grundsätzlich kann man Schüßler-Salze und Heilkräuter auch in Salben- oder Cremeform erhalten. Den Unterschied bildet hier rein die enthaltene Menge an Wasser. Diese bestimmt die Konsistenz.

Die Heilung kann durch zusätzliches Auftragen der Salbe auf die entsprechende Hautpartie/Körperregion unterstützt werden. Dies gilt nicht bei offenen nässenden Wunden und Ekzemen.

Tragen Sie die Salbe 2–3mal täglich dünn auf die entsprechende Hautpartie/Körperregion auf.

Sie können aus der Salbe auch einen Wickel zubereiten.

Ob Umschläge oder Wickel heiß oder kalt angelegt werden, richtet sich nach der zugrunde liegende Erkrankung. Grundsätzlich gilt:

Kalte Umschläge/Wickel bei:
Entzündungen, Prellungen oder Blutungen

Warme Umschläge / Wickel bei:
Verspannungen, Verkrampfungen, Kältegefühl

Praktische Anwendertipps

Nackenschmerzen
Creme Nr. 7 Magnesium phos. großzügig auf Nacken und Schultern leicht einmassieren. Ein feucht – warmes Baumwolltuch auflegen und mit einem warmen Schal einwickeln.

Bauchwickel / Leberwickel
Ein Bauchwickel dient sehr gut zur allgemeinen Stoffwechselanregung (Leber / Magen / Darm) oder zur Beruhigung der Bauchorgane. Dazu tragen Sie die Schüßler-Salbe

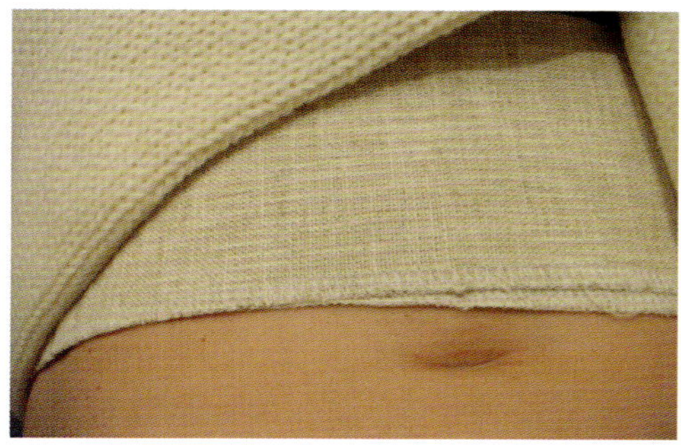

Nr. 6 oder Nr. 10 ein bis zwei Messerrückendick auf den Bauch / die Leberregion auf, legen ein feuchtwarmes Baumwolltuch darüber und darauf ein trockenes Tuch. Dann werden beide Tücher fest mit einem warmen Wolltuch oder einen Nierenwärmer umwickelt. Am Besten lässt Ihr Patient danach alles über Nacht einwirken.

Gelenkschmerzen akut

Der Patient reibt im Wechsel die Creme oder Salbe Nr. 3 Ferrum phosphoricum und Nr. 4 Kalium chloratum leicht ein. Bei Schwellungen können auch kalte feuchte Umschläge helfen (s. hierzu auch S. 160).

Arthrose-Schmerzen, chronisch

Der Patient trägt die Salbe oder Creme Nr. 1 Calcium fluoratum (Sehnen / Bänder), Nr. 2 Calcium phosphoricum (Knochen / Gelenke) oder Nr. 8 (Gelenkschmiere / Wasserhaushalt) auf die betroffenen Stellen auf und massiert sie gut ein.
Zusätzlich hilft es häufig, wenn Gelenke mit Puls- und Gelenkwärmern aus Wolle warm eingepackt werden.

Wachstumsschmerzen bei Kindern

In der unserer Praxis hat es sich bewährt, bei dem Kind morgens als Salbe oder als Creme die Nr. 2 Calcium phos. und abends Nr. 7 Magnesium phos. leicht auf die schmerzenden Stellen einzumassieren.

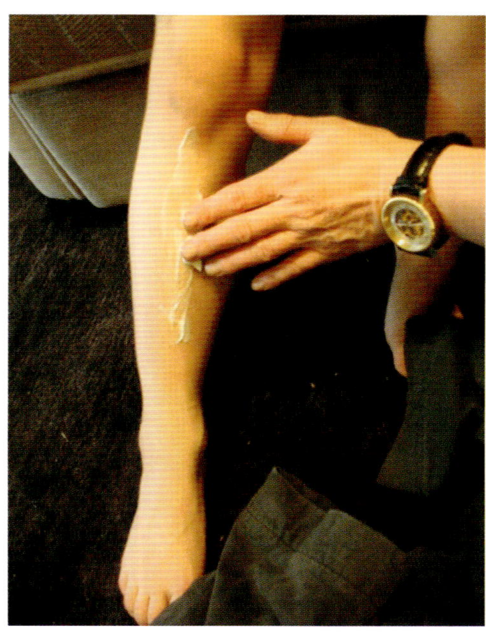

Erkältungen / Entzündungen

Auch Erkältungen sind nichts anderes als Entzündungen der Atemwege. Deswegen werden wir sie hier gemeinsam betrachten.

Entzündungen laufen in verschiedenen Stadien ab und sind gekennzeichnet durch charakteristische Körpersymptome wie z. B. Kopfschmerzen, Halskratzen, Frösteln und Ausscheidungen. Bei allen Erkältungen, Entzündungen und Verletzungen unterscheidet die Biochemie drei Stadien. Je nach Stadium und Körpersymptom werden in der Biochemie unterschiedliche spezifische Mittel eingesetzt.

Entzündung des 1. Stadiums

Symptome:
Halskratzen
leichtes Frösteln
man fühlt sich nicht wohl und hat das Gefühl, das etwas im Körper nicht stimmt

Eingesetzte Mittel:
Schüßler-Salze: Nr. 3 Ferrum phosphoricum D12
Dosierungsempfehlung:

- Anfangs alle 2–5 Min. 1 Tabl., dann weniger.
- Ist gleichzeitig noch ein wässriger Fließschnupfen vorhanden, kann das Wassermittel Nr. 8 Natrium chloratum D6 dazu im Wechsel genommen werden.

Pflanzenheilkunde:
Zu Beginn Holunder- und Lindenblütentee, zum Wärmen.

Entzündung des 2. Stadiums – Akutstadium

Symptome:

- heftige Entzündungsreaktion
- Halsschmerzen
- Schnupfen
- Husten
- eventuell mit Fieber
- Ausscheidungen:
- schleimig
- weiß
- dickflüssig
- fadenziehend

Eingesetzte Mittel:
Schüßler-Salze: Nr. 4 Kalium chloratum D6
Dosierungsempfehlung:
- Anfangs alle 10 Min. 1 Tabl., dann weniger
- Kann durch die wechselseitige Einnahme von Nr. 3 Ferrum phosphoricum unterstützt werden
- Die Ausscheidung unterstützt Nr. 10 Natrium sulfuricum

Pflanzenheilkunde:
Tee: Holunderblütentee, Lindenblütentee
Frischpflanzensäfte: **Spitzwegerichsaft, Thymiansaft** gleich zu Beginn einer Erkältung
Lutschtabletten: Salbeibonbons, Thymianbonbons (Apotheke, Reformhaus)

Entzündung des 3. Stadiums – chronisches Stadium

Erkältung nicht auskuriert – kann chronisch werden.

Symptome:
Ausscheidungen:
- schleimig
- gelblich-grün, eitrig
- geht in der Regel gut ab

Eingesetzte Mittel:
Schüßler-Salze: Nr. 6 Kalium sulfuricum D6
Dosierungsempfehlung:
Anfangs alle 10 Min. 1 Tabl., dann weniger.
Kann durch die wechselseitige Einnahme von Nr. 3 Ferrum phosphoricum unterstützt werden
Die Ausscheidung unterstützt Nr. 10 Natrium sulfuricum

Pflanzenheilkunde:
Äußere Anwendungen:
Inhalieren der Dämpfe von Salbei-, Kamillen- oder **Thymiantee**. (Am Besten nehmen Sie eine große Schüssel, brühen hierin einen heißen Tee und atmen die Dämpfe dann ein, indem Sie den Kopf über die Schüssel halten und diesen mit einem großen Tuch bedecken. Da hierbei auch die Nasenreflexzonen bedampft werden, hilft dies besser, als die heute häufig gebräuchlichen reinen Nasen-Inhalatoren.) Achtung: das Wasser darf nicht zu heiß sein, Kinder nie ohne Aufsicht lassen, nicht anwenden bei Kreislaufschwäche.
Hals- /Brustwickel mit Salbei-, Kamillen- oder **Thymiantee**.
Gurgeln mit Salbei, **Thymian** und Kamille im Wechsel

Überblick			
Stadium	**Symptome**	**Ausscheidung**	**Biochemie**
1. Stadium	Kälte-/Hitzegefühl Fließschnupfen	wässrig, klar	Nr. 3, Nr. 8
2. Stadium	Schleimiger Schnupfen, Stockschnupfen	schleimig, fadenziehend, weiß	Nr. 4, Nr. 10
3. Stadium	Erkältung heilt nicht richtig aus	gelb, goldgelb, eitrig, grünlich	Nr. 6, Nr. 9, Nr. 10, Nr. 11

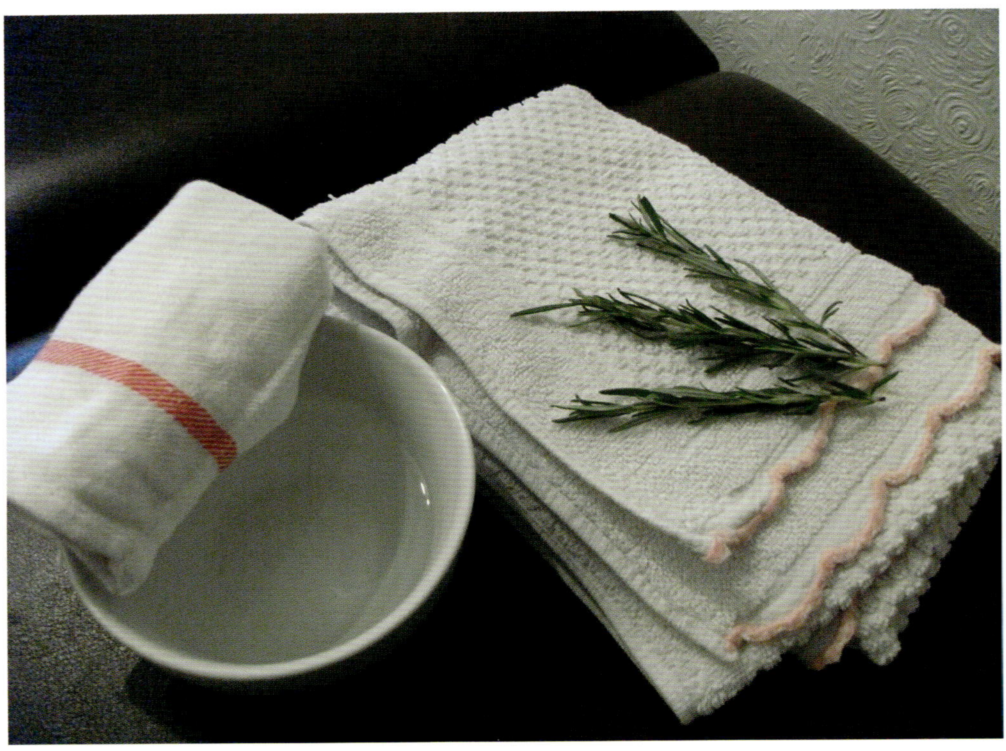

Stoffwechsel-Kuren

Eine umfassende Stoffwechsel-Kur

Kuren sind besonders bei chronischen Beschwerden sinnvoll. Wir stellen Ihnen hier eine ganzheitliche 4 wöchige Kur mit Heilpflanzen, Schüßler-Salzen und ergänzenden naturheilkundlichen Anwendungen zur Stoffwechselanregung vor. Diese kann natürlich individuell auf ihren Patienten abgestimmt werden.

Dosierung der Schüßler-Salze – 1. bis 4. Woche	
Täglich im Wechsel je 3x 1-2 Tabletten nehmen	
Ungerade Tage (Tag 1, 3, 5, ...):	
Nr. 4 Kalium chlor.	Schleimhäute
Nr. 6 Kalium sulf.	Leber/Haut/Schleimhäute
Gerade Tage (Tag 2, 4, 6, ...):	
Nr. 9 Natrium phos.	Säurebindung
Nr. 10 Natrium sulf.	Ausleitung

Dosierung der Heilpflanzensäfte:
1. Woche: 3 x täglich vdE **Löwenzahn**(frischpflanzen)Saft[3] pur oder verdünnt[4] einnehmen
2. Woche: 3x täglich vdE **Brennnessel**(frischpflanzen)Saft[3] pur oder verdünnt[4] einnehmen
3. Woche: 3x täglich vdE Bärlauch(frischpflanzen)Saft[3] pur oder verdünnt[4] einnehmen
4. Woche: 3x täglich **Brennnessel**(frischpflanzen)Saft[3] pur oder verdünnt[4] einnehmen oder Brennnesseltee trinken

3 Dosierung nach Packungsbeilage
4 Man kann die Säfte auch mit naturreinem Gemüsesaft im Verhältnis 100ml Gemüsesaft + 1 EL Heilpflanzensaft mischen

Zusätzlich empfehlenswert:

- Den Tag morgens nüchtern mit einem Glas warmen abgekochtem Wasser beginnen
- Zwischen den Mahlzeiten Wasser und Säure-Basen-Aktiv-Tee trinken
- Täglich eine Basensuppe trinken (dazu Suppengemüse aus Karotten, Sellerie, Pastinaken, Lauch. 20 Min. köcheln und durch ein Sieb gießen; danach die Brühe trinken). Auch Kartoffeln (Kartoffelsaft, Kartoffelbrühe) wirken basisch
- Viel frische Bio-Kräuter oder Wildkräuter zu sich nehmen, z. B. pur oder in Form von Grünen Smoothies
- Während der Kur empfiehlt es sich zur besseren Ausleitung Genussgifte, Salz- und Zuckerkonsum zu reduzieren
- *Bewegung:* Sauerstoff ist wichtig. Säure wird auch über die Lungen „abgeatmet". Wer sich nicht bewegt und ständig flach atmet, wird sauer. Deshalb viele ‚Luftbäder' nehmen. Bewegung an der frischen Luft tut doppelt gut. Sollte Ihr Patient körperlich nicht gut bei Kräften sein, hilft es schon an der frischen Luft kräftig ein- und auszuatmen. Noch besser ist es, auch mal aus der „Puste" zu kommen. Spaziergänge, laufen, singen, schwimmen usw beleben und entschlacken.
- *Kneipp:* Wasseranwendungen, Kaltwaschungen, Kneipp-Güsse, Wickel
- Zu guter Letzt: Ausreichender Schlaf, Meditation; mäßig, abwechslungsreich und viel Frischkost essen

Das tut den Nerven gut:
Häufig kommt es im heutigen Berufsleben oder auch familiär bedingt zu starken nervlich / seelischen Belastungssituationen. Hier empfiehlt sich eine Kur aus folgenden Frischpflanzensäften (Gemischt oder als Einzelsaft 1 – 2 mal täglich):

Johanniskraut	(stärkend)
Baldrian oder Melisse	(beruhigend)
Hafer	(stärkend)

Bitte beachten Sie, dass Johanniskraut ein wenig „Vorlaufzeit" benötigt. Ca. 4 Wochen regelmäßige Einnahme sind notwendig, bevor Johanniskraut zu wirken beginnt. Außerdem wird ihm eine phototoxische Wirkung nachgesagt. Bei Sonnenbestrahlung (Solarium) können ggf. braune Flecken am Körper entstehen.

Gut lässt sich diese Kur auch mit Schüßler-Salz Nr. 5 Kalium phos. D6 kombinieren. Zum besseren Abschalten und Durchschlafen empfiehlt sich zusätzlich Nr. 7 Magnesium phos. D6 in Form einer „Heißen 7" (siehe Seite 99).

Küchenkräuter für den Stoffwechsel

Kohlehydratstoffwechsel:	
Allgemein	**Lippenblütler (Wärmehaushalt)**
Anis	Basilikum
Dill	Bohnenkraut
Fenchel	Majoran
Kerbel	Pfefferminze
Koriander	**Rosmarin**
Kümmel	Salbei
Liebstöckel	**Thymian**

Eiweißstoffwechsel:		
Lauchgewächse	**Senfölgewächse**	**Gewürze**
Bärlauch	Brunnenkresse	Curcuma
Knoblauch	Kapuzinerkresse	Curry
Porree	Meerrettich	Gewürznelke
Schnittlauch	Senf	Ingwer
Zwiebel		Paprika
		Pfeffer

Fettstoffwechsel:		
Bitterstoffpflanzen	**Gewürze**	**Sonstige**
Artischocke	Beifuss	Bitterelixiere
Löwenzahn	Estragon	Bittertropfen
Schafgarbe	Salbei	Leber-Galle-Tee
Wegwarte	**Thymian**	

Nährwerttabellen der Mineral(Würz)Pflanzen

	Dill		Petersilie	Thymian
	frisch	*getrocknet*	*frisch*	
Vitamin A	1.017	4.363	902	62
Retinol	0	0	0	0
Beta-Carotin	6.100	26.172	5.413	370
Vitamin B^1	190	772	140	83
Vitamin B^2	430	1.947	300	65
Vitamin B^3	2.400	10.867	1.350	795
Vitamin B^5	300	1.288	300	0
Vitamin B^6	300	1.360	200	0
Vitamin B^7	2	9	0,4	0
Vitamin B^9	42	199	47	0
Vitamin B^{12}	0	0	0	0
Vitamin C	70.000	183.530	166.000	0
Vitamin D	0	0	0	0
Vitamin E	1.700	7.295	3.703	0
Vitamin K	300	1.431	790	0
Calcium	230.000	985.000	245.000	370.000
Chlor	70.000	298.000	160.000	32.000
Eisen	5.500	22.290	5.500	20.050
Fluor	70	298	110	65
Jod	3	19	15	1
Kalium	647.000	2.620.000	1.000.000	131.000
Kupfer	220	943	520	139
Magnesium	28.000	118.000	41.000	31.000
Mangan	2.700	11.582	2.700	1.233
Natrium	27.000	109.000	33.000	9.000
Phosphor	85.000	365.000	128.000	32.000
Schwefel	50.000	213.000	190.000	16.000
Zink	1.800	7.720	900	1.000

Rosmarin	Schnittlauch			Tagesbedarf
	frisch	*getrocknet*	*tiefgefroren*	
52	50	314	48	800
0	0	0	0	800
310	300	1.885	285	
85	140	828	126	1400
0	150	995	150	1.600
165	600	3.972	570	18.000
0	180	1.127	171	6000
0	420	2.783	399	2000
0	1	7	1	100
0	32	223	32	400
0	0	0	0	3
0	47.000	180.280	32.900	100.000
0	0	0	0	5 - 10
0	1.600	10.046	1.600	12.000
0	570	3.972	570	70
211.000	129.000	807.000	129.000	1.000.000
33.000	74.000	466.000	74.000	830.000
4.840	1.900	11.260	1.900	14.000
17	50	313	50	3.500
1	4	28	4	150
157.000	434.000	2.574.000	434.000	2.000.000
91	90	563	90	1.500
36.000	44.000	278.000	44.000	300.000
83	300	1.885	300	3.500
8.000	3.000	21.000	3.000	550.000
12.000	75.000	473.000	75.000	800.000
17.000	80.000	501.000	80.000	
530	460	2.890	460	15.000

Die Tabellenwerte beziehen sich auf eine Menge von jeweils 100 gr; alle Angaben in µg.

Die kleine Kräuterküche

Kräuter und ihr Gebrauch (in der Küche)

Angelika (Angelika archangelika): 

- Verwendete Pflanzenteile: Wurzel getrocknet; Blätter frisch
- Gebrauchshinweise: Wurzel: Tee; Blätter als Salatgewürz
- Wirkungsweise: Abkochung hilfreich bei Husten und Magenbeschwerden; als Bad bei Rheuma
- Ernte: April oder Oktober

Baldrian (Valeriana officinalis):

- Verwendete Pflanzenteile: Wurzel getrocknet; fein schneiden
- Gebrauchshinweise: Tee
- Wirkungsweise: Beruhigend; bei Schlaflosigkeit und Migräne,
- Ernte: Ab 2. Herbsthälfte

Basilikum (Ocimum basilicum):

- Verwendete Pflanzenteile: Gesamtes Kraut frisch und getrocknet
- Gebrauchshinweise: Tomaten- und Eiergerichte, Essig, Öl
- Wirkungsweise: Krampflösend
- Ernte: Vor und während der Blüte

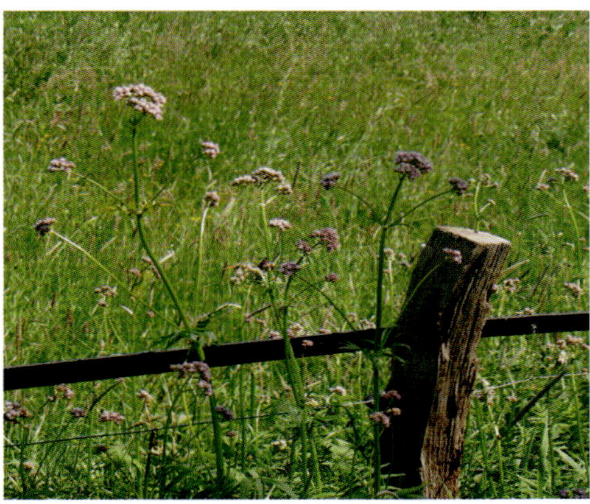

Baldrian (Valeriana officinalis)

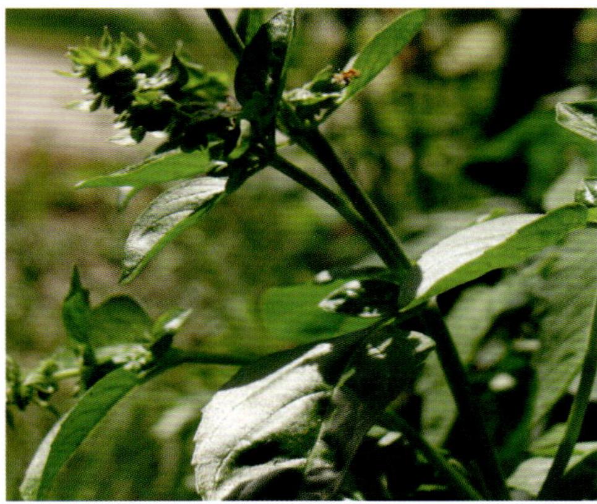

Basilikum (Ocimum basilicum)

Beifuss (Artemisia vulgaris): 

- Verwendete Pflanzenteile: Blätter frisch und getrocknet
- Gebrauchshinweise: Gewürz für fette Speisen
- Wirkungsweise: Magensaftanregend, Verdauungsfördernd, Galleflussanregend
- Ernte: Laufend bis zur Blüte

Bohnenkraut (Satureja hortensis):

- Verwendete Pflanzenteile: Gesamtes Kraut
- Gebrauchshinweise: Kartoffeln, Braten, Eintöpfe
- Wirkungsweise: Magenstärkend, krampflösend
- Ernte: Laufend; zum Trocknen kurz vor der Blüte

Borretsch (Borago officinalis):

- Verwendete Pflanzenteile: Frische junge Blätter und Blüten
- Gebrauchshinweise: Salate, Joghurt, Grüne Soße, Einlegegewürz; nicht kochen
- Wirkungsweise: (Herz-)Stärkung
- Ernte: Laufend frisch; nicht trocknen

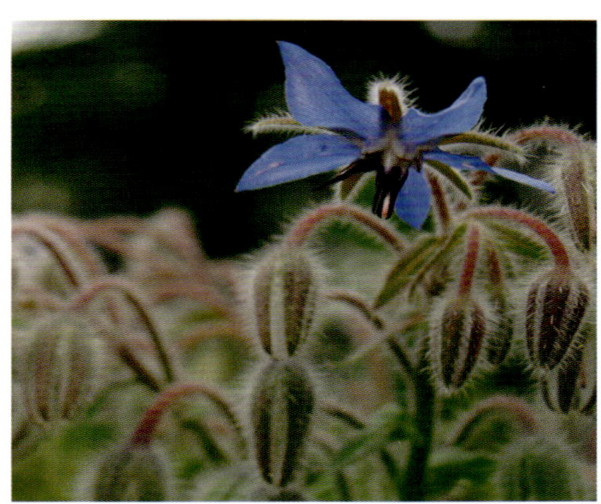

Borretsch (Borago officinalis)

Brennnessel (Urtica dioica aut U. urens):

- Verwendete Pflanzenteile: Blätter frisch und getrocknet; Wurzel getrocknet
- Gebrauchshinweise: Tee (Blätter), Frischpflanzensaft, Wurzelabkochung/-kaltauszug
- Wirkungsweise: Harntreibend, Hautreinigend
- Ernte: Blätter: Mai bis August, Wurzel: März oder September

Dill (Anethum graveolens):

- Verwendete Pflanzenteile: Blätter und Samen; Frisch und getrocknet
- Gebrauchshinweise: Salate, Essig, Öl, Einlegegewürz
- Wirkungsweise: Krampflösend, Magenstärkend
- Ernte: Blätter laufend

Dost (Oreganum vulgare):

- Verwendete Pflanzenteile: Blätter frisch und getrocknet
- Gebrauchshinweise: Kartoffel- und Tomatengerichte
- Wirkungsweise: Nervenstärkend, Krampflösend
- Ernte: Vor und während der Blüte

Estragon (Artemisia dracunculus):

- Verwendete Pflanzenteile: Blätter frisch und getrocknet
- Gebrauchshinweise: Kräuterbutter, Salate, Supen, Essig, Öl
- Wirkungsweise: Appetitanregend, Wassertreibend
- Ernte: Laufend

Fenchel (Foeniculum vulgare):

- Verwendete Pflanzenteile: Samen; Getrocknet
- Gebrauchshinweise: Tee; Suppen, Brotgewürz
- Wirkungsweise: Krampflösend, Magenbeschwerden und Husten
- Ernte: Wenn der Samen braun und trocken ist

Gänseblümchen (Bellis perennis):

- Verwendete Pflanzenteile: Blätter und Blüten frisch und getrocknet
- Gebrauchshinweise: Tee, Salat
- Wirkungsweise: Atemwegs-, Magen-/Darm-Entzündungen, Durchfall regulierend, Fiebersenkend
- Ernte: Laufend; zum Trocknen Juni bis Juli

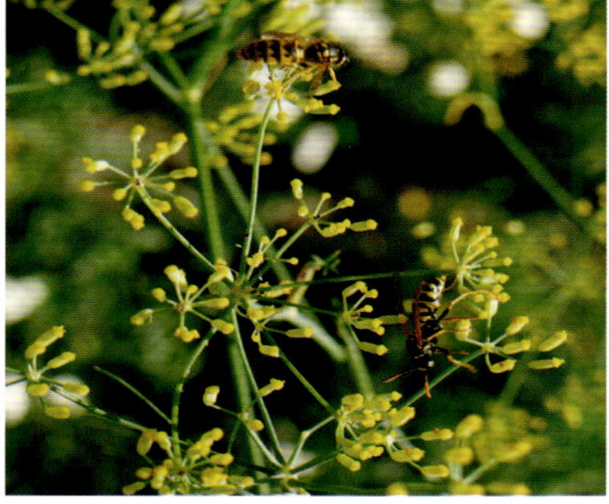

Fenchel (Foeniculum vulgare)

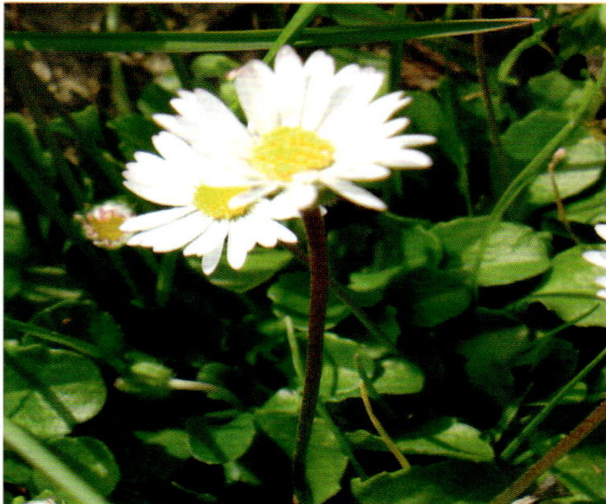

Gänseblümchen (Bellis perennis)

Heckenrose (Rosa canina):

- Verwendete Pflanzenteile: Früchte getrocknet
- Gebrauchshinweise: Tee; Marmelade
- Wirkungsweise: Bei Erkältung, Zahnfleischbluten; sehr reich an Vitamin C
- Ernte: Nach dem ersten Frost

Johanniskraut (Hypericum perforatum):

- Verwendete Pflanzenteile: Kraut oder Blüten frisch und getrocknet
- Gebrauchshinweise: Tee, Öl
- Wirkungsweise: Beruhigend für Nerven und Kreislauf
- Ernte: Juni bis Juli

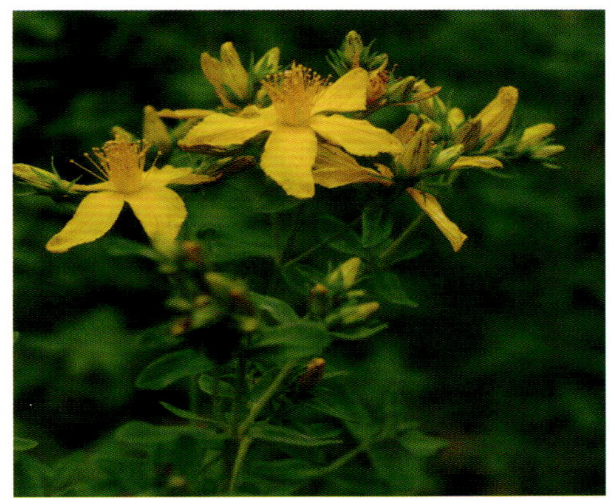

Johanniskraut (Hypericum perforatum)

Kamille, echte (Chamomilla officinalis):

- Verwendete Pflanzenteile: Blüten getrocknet
- Gebrauchshinweise: Tee; Salate
- Wirkungsweise: Entzündungshemmend; hautreinigend
- Ernte: Mai bis August

Kapuzinerkresse (Tropaeolum majus):

- Verwendete Pflanzenteile: Blüten getrocknet
- Gebrauchshinweise: Zu Salaten
- Wirkungsweise: Allgemein kräftigend
- Ernte: Laufend

Kerbel (Antriscus cerefolium):

- Verwendete Pflanzenteile: Nur junge frische Blätter; Samen
- Gebrauchshinweise: Suppen, Soßen, Salate, Kräuterbutter; nicht kochen
- Wirkungsweise: Stoffwechselanregend, blutreinigend
- Ernte: Laufend bis zur Blüte

Knoblauch (Allium sativum):

- Verwendete Pflanzenteile: Wurzelknollen, Brutzwiebeln; Trocken lagern
- Gebrauchshinweise: Zu allen Gerichten als Gewürz
- Wirkungsweise: Abwehrkräfte stärkend; blutreinigend
- Ernte: Wenn das Laub welk ist

Koriander (Coriandrum sativum):

- Verwendete Pflanzenteile: Samen getrocknet
- Gebrauchshinweise: Gemüse, Weihnachtsbäckerei, Gewürzbrot
- Wirkungsweise: Krampflösend
- Ernte: Wenn der Samen hellgrau-braun gefärbt ist

Kornblume (Centaurea cyanus) :

- Verwendete Pflanzenteile: Blüten getrocknet
- Gebrauchshinweise: Tee; Salate
- Wirkungsweise: Harntreibend; magenstärkend
- Ernte: Juni bis August

Lavendel (Lavendula angustifolia):

- Verwendete Pflanzenteile: Blätter, Blüten frisch und getrocknet
- Gebrauchshinweise: Tee, Salate, Essig, Öl, Badezusatz; Mückenkissen
- Wirkungsweise: Bei Nervenschwäche und Migräne, Kopfschmerzen, Stress
- Ernte: Laufend; zum Trocknen Juli bis August

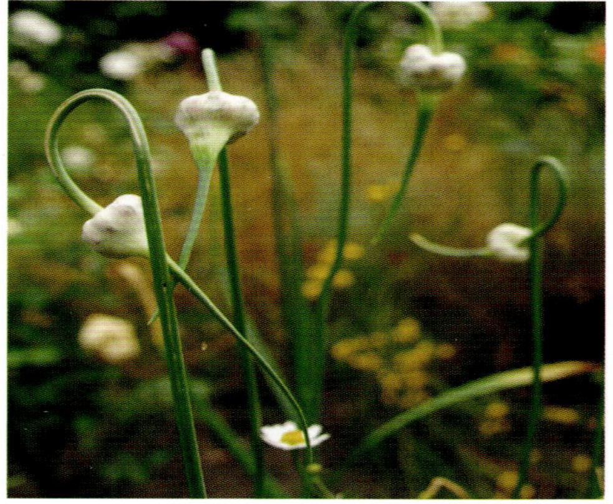

Knoblauch (Allium sativum)

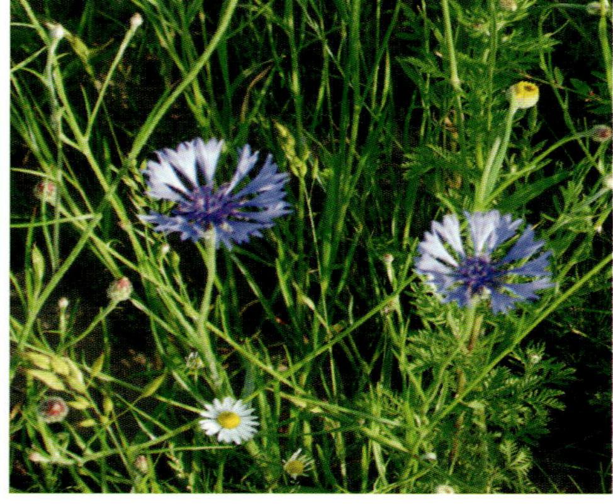

Kornblume (Centaurea cyanus)

Liebstöckel (Levisticum officinale):

- Verwendete Pflanzenteile: Blätter; frisch und getrocknet
- Gebrauchshinweise: Suppen, Eintöpfe (sparsam verwenden)
- Wirkungsweise: Magenstärkend, krampflösend
- Ernte: Laufend

Löffelkraut (Cochlearia officinalis):

- Verwendete Pflanzenteile: Die unteren Blätter frisch
- Gebrauchshinweise: Salate, Brot
- Wirkungsweise: Stoffwechselanregend, stark Vitamin C haltig
- Ernte: Laufend auch im Winter

Löwenzahn (Taraxacum officinale):

- Verwendete Pflanzenteile: Blätter, Blüten, Wurzel frisch und getrocknet
- Gebrauchshinweise: Tee, Salate, Brot, Frischpflanzenpresssaft, Honig
- Wirkungsweise: Leber- und Gallenbeschwerden; entwässernd
- Ernte: Laufend

Malve (Malva sylvestris):

- Verwendete Pflanzenteile: Blätter, Blüten (ohne Stil) getrocknet
- Gebrauchshinweise: Tee, Mundwasser, Salate
- Wirkungsweise: Husten- und Heiserkeit
- Ernte: Juni bis August

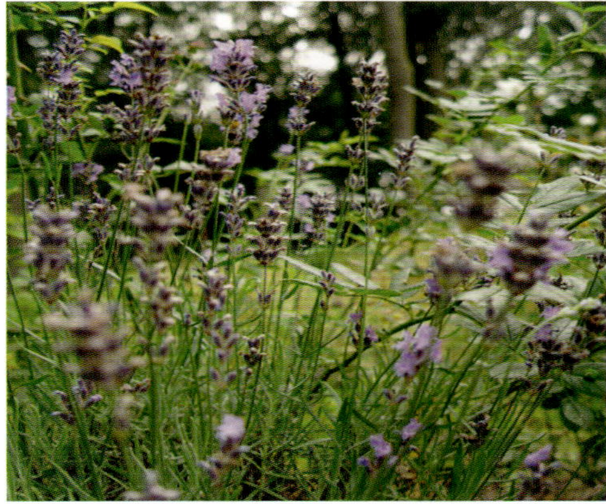

Lavendel (Lavendula augustifolia)

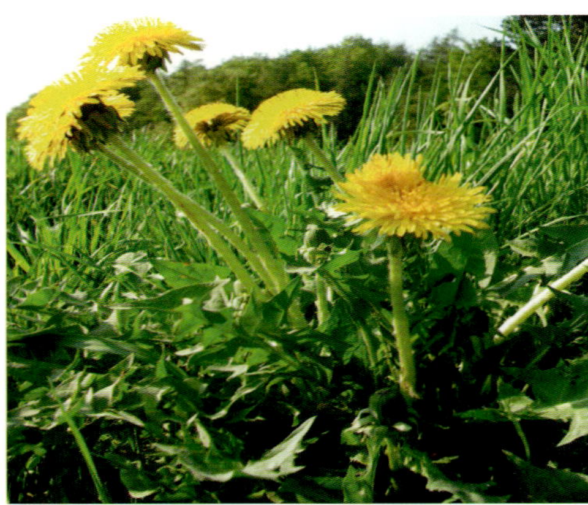

Löwenzahn (Taraxacum officinale):

Meerrettich (Cochlearia armoracia):

- Verwendete Pflanzenteile: Wurzel frisch gerieben
- Gebrauchshinweise: Zu Rindfleisch, Fisch, Quark
- Wirkungsweise: Entwässernd, nierenanregend
- Ernte: Laufend, auch im Winter

Melisse (Melissa officinalis):

- Verwendete Pflanzenteile: Gesamtes Kraut frisch und getrocknet
- Gebrauchshinweise: Tee, Presssaft, Limonade
- Wirkungsweise: Herzstärkend, entspannend
- Ernte: Laufend zum Trocknen kurz vor der Blüte

Petersilie (Petroselinum crispum):

- Verwendete Pflanzenteile: Blätter frisch und getrocknet
- Gebrauchshinweise: Gewürz- und Garnierkraut (nicht kochen)
- Wirkungsweise: Wassertreibend, stark vitamin- und mineralstoffreich
- Ernte: Laufend bis zur Blüte

Pfefferminze (Mentha piperita):

- Verwendete Pflanzenteile: Gesamtes Kraut frisch und getrocknet
- Gebrauchshinweise: Tee, Presssaft, Limonade
- Wirkungsweise: Verdauungsstörungen, Übelkeit, Migräne, Schlaflosigkeit
- Ernte: Laufend; zum Trocknen kurz vor der Blüte

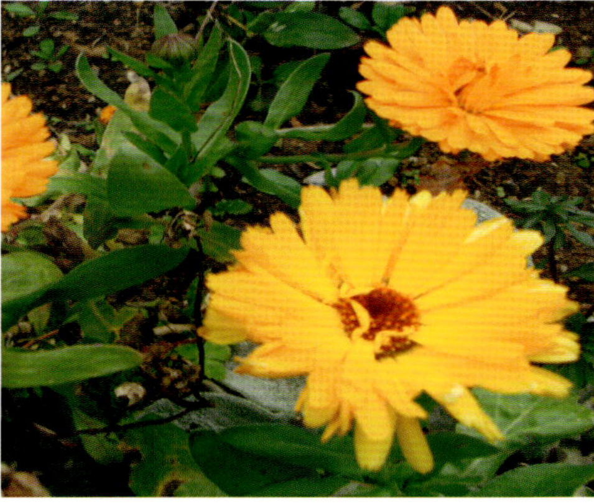

Ringelblume (Calendula officinalis)

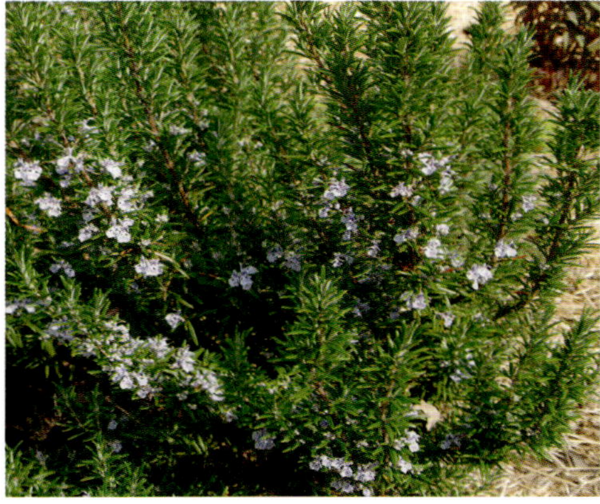

Rosmarin (Rosmarinus officinalis)

Ringelblume (Calendula officinalis):

- Verwendete Pflanzenteile: Blätter und Blüten frisch und getrocknet
- Gebrauchshinweise: Tee, Salate, Salbe, Essig, Öl
- Wirkungsweise: Verdauungsorgane anregend, Wundbehandlung
- Ernte: Laufend; zum Trocknen Juni bis Juli

Rosmarin (Rosmarinus officinalis): 

- Verwendete Pflanzenteile: Blätter und Blüten frisch und getrocknet
- Gebrauchshinweise: Tee, Bad, Lamm, Kartoffeln
- Wirkungsweise: Allgemein stärkend und anregend, Magen-Darm-Beschwerden
- Ernte: Laufend

Salbei (Salvia officinalis):

- Verwendete Pflanzenteile: Blätter frisch und getrocknet
- Gebrauchshinweise: Tee, zu kräftigen Gerichten, Braten
- Wirkungsweise: Allgemein kräftigend; wirkt antiviral, antibakteriell und antifungizid
- Ernte: Laufend; zum Trocknen kurz vor der Blüte

Schafgarbe (Achillea millefolium): 

- Verwendete Pflanzenteile: Blätter und Blüten frisch und getrocknet
- Gebrauchshinweise: Tee, Presssaft, Salat
- Wirkungsweise: Nierenanregend, bei Appetitlosigkeit und Menstruationsproblemen
- Ernte: Mai bis August

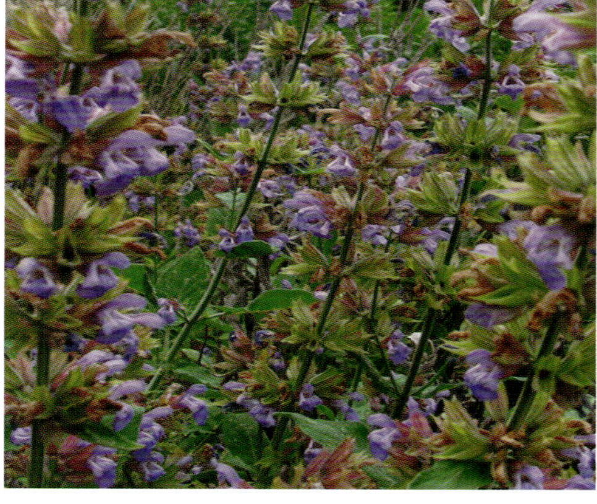

Salbei (Salvia officinalis)

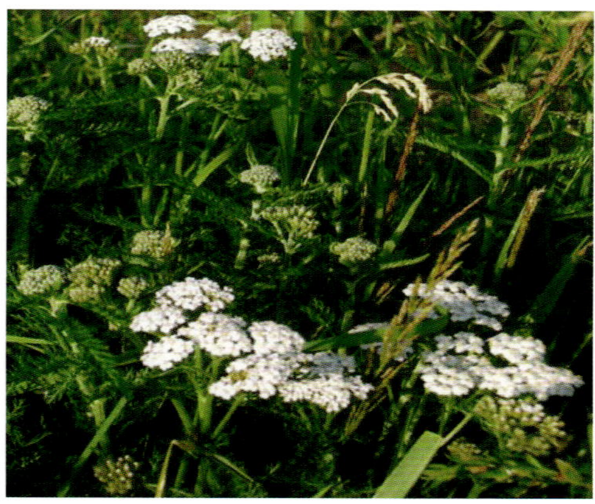

Schafgarbe (Achillea millefolium)

Schnittlauch (Allium schoenoprasum):

- Verwendete Pflanzenteile: Halme und Blüten frisch und getrocknet
- Gebrauchshinweise: Ei, Quark, Brot, Salat
- Wirkungsweise: Stark vitamin- und mineralstoffreich
- Ernte: Laufend

Spitzwegerich (Plantago lanceolata):

- Verwendete Pflanzenteile: Blätter frisch und getrocknet
- Gebrauchshinweise: Tee, Salat, Quark, Sirup
- Wirkungsweise: Bei Erkältung, (früher auch Keuch-)Husten, Bronchitis
- Ernte: Laufend

Thymian (Thymus vulgaris):

- Verwendete Pflanzenteile: Kraut frisch und getrocknet
- Gebrauchshinweise: Hülsenfrüchte, Tomaten- und Kartoffelgerichte, Öl, Essig
- Wirkungsweise: Allgemein kräftigend; wirkt antiviral, antibakteriell und antifungizid
- Ernte: Laufend

Wermut (Artemisia absinthum): 

- Verwendete Pflanzenteile: Blätter und Blüten getrocknet
- Gebrauchshinweise: Tee (Kaltauszug), Likör (Achtung! Nervenzerstörende Wirkung!)
- Wirkungsweise: Magen- und Gallenbeschwerden
- Ernte: Die oberen Triebe vor der Blüte

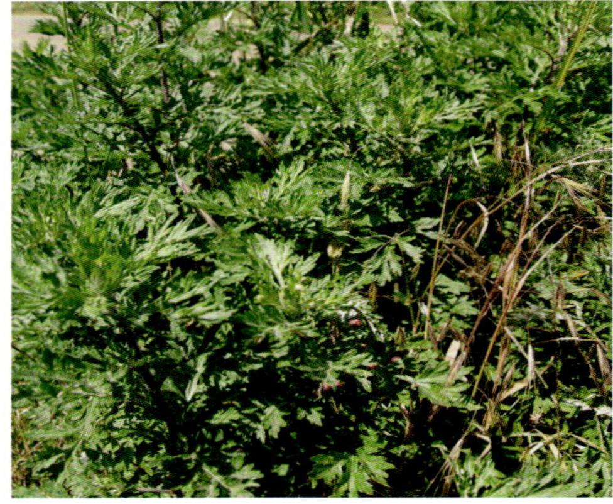

Wermut (Artemisia absinthum)

Wiesenknopf (Sanguisorba minor):

- Verwendete Pflanzenteile: Junge Blätter frisch
- Gebrauchshinweise: Salate, Quark, Essig
- Wirkungsweise: Stoffwechselanregend
- Ernte: Laufend

Ysop (Hyssopus officinalis):

- Verwendete Pflanzenteile: Blätter frisch und getrocknet
- Gebrauchshinweise: Soßen, Ragouts, Salate, Kartoffelsuppe
- Wirkungsweise: Magenstärkend, verdauungsfördernd
- Ernte: Laufend

Nur schwach dosieren; Nicht über längere Zeit anwenden!

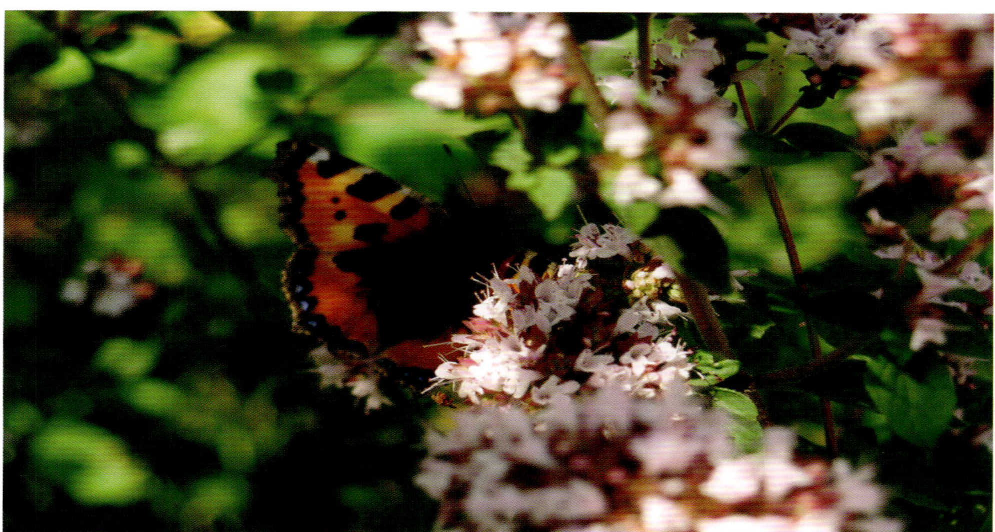

Und noch ein kleiner Tipp für Garten- und Tierfreunde:

Wo ein kleines Stück Garten oder Balkon übrig ist und wer sich an Schmetterlingen und Bienen oder Hummeln erfreut: Empfehlen Sie Ihrem Patienten, Kräuter nicht gleich abzuschneiden, sondern sie auch einmal blühen zu lassen. Er/sie wird sich wundern, welch wunderschöne Tiere sie anlocken werden. (Wilder) Oregano z. B. stiehlt jedem Schmetterlingsflieder locker die Schau. Bei uns im Garten haben wir so jedes Jahr Hunderte von Schmetterlingen und Hummeln, die uns ganz nebenbei auch zuverlässig die Obstbäume bestäuben.

Index

A

Ablagerungen . . . 52, 122, 123
Abnehmen . . . 3, 12, 84, 86, 119
Abstrich . . . 60
Abwehr 24, 46, 72, 106, 142, 143, 146, 148, 154
Achillea millefolium . . . 15, 21, 49, 51, 71, 87, 91, 177
Achseln . . . 60
Ackerschachtelhalm . . . 29, 35, 75
Äderchen, erweiterte . . . 108
AD(H)S-Syndrom . . . 105
Aegopodium podagraria . . . 6, 29, 140
Akne. 3, 14, 15, 57, 113, 118, 119, 123, 155
Alchemillae vulgaris . . . 15
Alkohol . . 14, 18, 20, 52, 56, 84, 85, 86, 108
Allergien . . . 3, 16, 36, 40, 44, 104, 105
Allium sativum . . . 61, 174
Allium schoenoprasum . . . 6, 149, 150, 178
Alter . . . 3, 18, 57, 124
Alterserkrankungen . . . 18
Analerkrankungen . . . 20
Anämie . . . 3, 22, 65, 105, 117
Anethum graveolens . . . 6, 136, 171
Angelika . . . 170
Angelika archangelika . . . 170
Angst . . . 3, 24, 42, 44, 76, 115
Anis . . . 26, 37, 83, 167
Anspannungen . . . 114
Ansteckung . . . 46, 60, 92
Antriscus cerefolium . . . 173
Aphten . . . 72, 73
Appetit . . . 18, 26, 27, 85, 86, 119, 128, 137, 139, 151, 155
Artemisia absinthum . . . 178
Arthritis . . . 3, 52, 141, 145
Arthrose . . . 3, 28, 161
Artischocke . . . 13, 83, 87, 167
Asthma . . . 147, 153
Atemfrequenz . . . 24
Ätherische Öle . . . 136, 140, 146, 148
Aufregung . . . 44, 45, 65, 68, 114
Aufstoßen . . . 31, 80, 118, 119, 120
Augen . . . 16, 17, 22, 32, 33, 95, 108, 120
Augenerkrankungen . . . 32
Ausscheidungen . 32, 43, 52, 61, 63, 71, 109, 112, 118, 121, 122, 150, 162, 163, 164
Aussprache, feuchte . . . 116
Auswurf . . . 108, 109
Avena sativa . . . 53

B

Bäder . . . 21, 28, 52, 166
Bakterien . . . 46, 56, 60, 72, 90, 94
Baldrian . . . 19, 25, 51, 63, 77, 87, 166, 170
Bänder . . . 34, 102, 161
Bandscheibenvorfall . . . 34
Basen . . . 87, 104, 116
Basilikum . . . 167, 170
Bauch . . . 36, 49, 90, 103, 120, 160
Bauchschmerzen . . . 36, 48, 49, 60, 78
Bauchspeicheldrüse . . . 85, 120
Bauchwickel . . . 36, 90, 160
Behandlung Jugendlicher . . . 14
Beifuss . . . 167, 171
Beine . . . 48, 111, 121
Beinwell . . . 59, 81
Belastungen . . . 26, 36, 42, 68, 82, 88, 110
Bellis perennis . . . 6, 138, 172
Beruhigung . . . 25, 27, 71, 137, 160
Betula pendula . . . 13, 35, 39, 45, 53, 55
Bewegung 10, 12, 20, 28, 34, 48, 63, 64, 76, 79, 82, 84, 85, 90, 104, 106, 110, 166
Bewusstseinsstörungen . . . 24
BGA . . . 129
Bindegewebe . . . 18, 28, 61, 102, 103, 122
Bindehautentzündung . . . 33
Birke . . . 13, 35, 39, 53, 55, 87
Bitterstoffe 31, 138, 139, 144, 148, 152, 154
Blähungen . . 3, 36, 37, 45, 49, 60, 111, 120, 121, 145, 149, 155

Bläschen 56, 57, 75, 121
Blase 38, 67, 120
Blasenentzündung 3, 38, 109
Blut 20, 22, 64
Blutarmut 3, 22, 105, 117, 151
Blutbild . . . 12, 14, 18, 20, 22, 26, 36, 38, 40, 42, 46, 48, 50, 52, 54, 56, 62, 64, 68, 70, 72, 76, 78, 82, 84, 90
Blutbildung 104, 116
Blutdruck . . 24, 52, 62, 64, 65, 76, 118, 120, 149, 151
Blutergüsse 109
Blutgefäße 70, 102, 106
Blutkörperchen 106, 110, 114, 118, 120, 122
Blutreinigung 139, 141, 145, 153, 157
Blutungen / Blutverlust 48, 50, 160
Blutzucker 145
BMI (Body-Mass-Index) 84
Bohnenkraut 167, 171
Bor 140, 156
Borago officinalis 171
Borretsch 171
Brassica nigra 83
Brechreiz 69
Brennnessel . . . 6, 13, 17, 23, 35, 53, 55, 61, 75, 87, 107, 109, 111, 113, 115, 123, 134, 165, 171, 190
Brombeere 45
Bronchialkatarrh 3, 40
Bronchitis 3, 40, 41, 155, 178

C

Calcium 4, 5, 15, 17, 19, 21, 23, 25, 27, 29, 33, 35, 43, 49, 51, 53, 55, 57, 58, 59, 63, 65, 71, 75, 77, 79, 83, 85, 89, 91, 93, 95, 98, 100, 101, 102, 103, 104, 105, 124, 125, 136, 137, 139, 140, 142, 146, 148, 150, 152, 155, 156, 161, 168
Calendula officinalis . . . 15, 21, 75, 176, 177
Carum carvi 37, 83
Cellulitis 116, 117
Centaurea cyanus 174
Chelidonium majus 93
Chlor 15, 17, 21, 23, 27, 29, 31, 33, 35, 37, 39, 41, 43, 45, 47, 49, 51, 53, 55, 57, 58, 61, 63, 65, 69, 71, 73, 75, 77, 79, 80, 83, 85, 89, 91, 93, 95, 165
Cholesterin 114
Cholesterinspiegel 82, 115
Cochlearia armoracia 176
Coriandrum sativum 174
Crataegus laevigata 66
Cynara scolymus 13, 83

D

Darm . . 12, 20, 24, 60, 62, 90, 91, 107, 111, 115, 119, 149, 155, 160, 172, 177
Denkstörungen 24
Depression 3, 42
Diabetes mellitus 12, 52
Diarrhoe 3, 44
Dill 6, 103, 105, 107, 109, 111, 113, 115, 119, 121, 125, 136, 137, 147, 151, 167, 168, 171, 190
Dost 172
Druck 30, 36, 37, 49, 114
Drüsen 14, 108
Drüsenverhärtung 103
Duchfall 45
Durchblutung . . 35, 55, 64, 65, 75, 107, 149
Durchfall 3, 16, 44, 45, 62, 80, 107, 115, 117, 120, 121, 143, 172
Durchnässung 38

E

Eiche 21
Eisen 5, 85, 106, 107, 112, 134, 136, 138, 140, 142, 146, 148, 150, 152, 154, 156, 168
Eisenmangel 107, 135
Eiter 56, 122, 123, 124
Ekelgefühl 26
Ekzeme 113, 120, 121, 123, 160
Energiemangel 27, 113
Entgiftung / Entschlackung . . . 12, 65, 85, 86, 112, 113, 135, 145, 166
Entspannung 24, 49, 76, 85
Entzündungen . 6, 16, 17, 20, 28, 33, 34, 37, 46, 56, 71, 72, 73, 94, 106, 107, 108, 109, 112, 120, 143, 153, 155, 156, 157, 160, 162, 163, 164, 172
Epidermis 88, 112, 122
Equisetum arvense 29, 35, 75

Erbrechen 63, 64, 68, 69, 70, 79
Erkältungen 3, 6, 40, 46, 72, 107, 109, 113, 120, 121, 124, 158, 162, 163, 164, 173, 178
Erkrankungen . . 9, 10, 14, 16, 20, 22, 34, 44, 56, 60, 62, 68, 82, 90, 135, 143, 155
Ernährung. 12, 36, 48, 50, 52, 60, 74, 82, 84, 90
Erschöpfung 42, 43, 89, 105, 111, 119
Essen 26, 27, 36, 37, 76, 86, 118
Essstörungen 26
Estragon 167, 172

F

Falten 18, 102, 122, 123
Fasten 113, 119, 121
Faszien 102
Fäulnis 110
Fenchel. 17, 26, 27, 37, 51, 69, 83, 167, 172
Ferrum 5, 15, 17, 21, 23, 29, 31, 33, 37, 39, 41, 45, 47, 49, 51, 53, 57, 58, 59, 61, 63, 65, 66, 69, 73, 79, 85, 89, 91, 93, 101, 106, 107, 161, 162, 163
Fersensporn 103, 123
Fertigpräparate 25, 29
Fettstoffwechsel 82, 83, 167
Fettstühle 118
Fibrin 108
Fibromyalgie 103
Fieber . . 40, 62, 79, 106, 107, 111, 143, 162, 172
Filipendula ulmaria 81
Fluor 103, 146, 157, 168
Foeniculum vulgare . 27, 37, 51, 69, 83, 172
Folsäure 147
Frauenmantel 15
Frösteln 22, 106, 107, 116, 117, 162
Funktionsmittel 98, 99, 104, 112
Füße 22, 105, 107, 116, 117

G

Galium odoratum 63
Galle 27, 63, 76, 90, 124, 138, 139, 140, 144, 150, 167
Gallensteine 30, 145
Gänseblümchen . 6, 103, 105, 107, 109, 111, 113, 115, 125, 138, 139, 172
Gastritis 30, 68, 69, 145
Geburten 54, 115, 143
Gefäße 70, 102, 103, 106
Gehirn 70, 110, 114, 118
Gelenke . . 28, 29, 34, 46, 52, 103, 105, 112, 116, 118, 120, 123, 125, 161
Gelenkerkrankungen 28
Gemütsschwankungen 115
Gereiztheit 24, 49
Gerstenkorn 109
Geruch . . . 17, 70, 72, 73, 85, 110, 111, 117
Geschmack 73, 118, 120, 121, 128
Gesicht 51, 63, 104, 106, 108, 110, 114, 118
Gewebe 28, 46, 88, 106, 116, 120, 122
Gicht 3, 52, 83, 119, 123, 125, 140, 141, 145
Giersch . 6, 29, 103, 105, 107, 109, 111, 113, 115, 125, 140, 141
Globuli 99
Goldrute 6, 29, 103, 105, 107, 109, 111, 113, 115, 125, 140, 141
Grippe 56, 121
Grübeln 24

H

Haarausfall 3, 50, 54, 55, 111, 123
Haare 51, 54, 55, 60, 86, 102, 103, 112, 118, 119, 122, 152
Haarwasser 55
Hafer 53, 166
Hals 17, 46, 113, 114, 163
Haltung 34
Hamamelis 21
Hämatokrit 22
Hämoglobin 22
Hämorrhoiden 20, 102, 112, 123
Hände 22, 41, 105, 107, 116, 117
Harn 135
Harpagophytum procumbens 29
Haut 14, 16, 21, 22, 32, 33, 38, 39, 40, 43, 45, 50, 51, 54, 56, 58, 59, 60, 61, 68, 74, 85, 88, 89, 92, 99, 102, 103, 107, 108, 112, 113, 115, 116, 117, 118, 119, 122, 123, 124, 134, 135, 136, 137, 138, 140, 152, 153, 155, 160, 165, 171, 173
Hauterkrankungen 56, 74, 139
Heckenrose 173

Heidelbeeren 45
Heliobacter pylori 68
Herz 12, 20, 67, 128, 135, 171
Heuschnupfen 16, 105, 109, 117
Hexenschuss 79, 80
Himbeere . . 6, 103, 105, 107, 109, 111, 113, 115, 119, 125, 142
Histamin 134
Hitzewallungen 50, 51, 107
HMPC 129
Holunder 17, 47, 162
Hopfen 19, 25, 43, 55, 77, 87
Hormone . 25, 42, 48, 50, 54, 56, 70, 72, 76
Hornhaut 103
Hühneraugen 59, 108
Humulus lupulus 19, 25, 55, 77
Hunger . 26, 27, 48, 68, 84, 85, 86, 111, 112, 115, 119
Husten . . 3, 16, 46, 108, 109, 113, 152, 153, 154, 162, 170, 172, 175, 178
Hydrämie 116
Hypericum perforatum 43, 87, 173
Hyssopus officinalis 179

I

Immunsystem 60
Infektionen 38, 40, 44, 62, 68, 147, 151
Infektionserkrankungen 56
Ingwer 83, 167
Insektenstiche 153
Interessenverlust 42
Inulin 138, 144

J

Jod 146, 168
Johanniskraut 43, 87, 157, 166, 173
Juckreiz 58, 60, 61, 74, 75, 119, 153

K

Kaffee 20, 52, 56
Kalium 5, 13, 15, 17, 19, 21, 25, 27, 29, 31, 33, 37, 39, 41, 43, 45, 47, 49, 51, 53, 55, 57, 58, 61, 63, 65, 66, 69, 71, 73, 77, 79, 83, 85, 89, 91, 93, 95, 100, 108, 109, 110, 111, 112, 113, 135, 137, 139, 141, 143, 145, 146, 149, 151, 153, 157, 161, 163, 165, 166, 168
Kallusbildung 104
Kalorien 84
Kälte 34, 56, 74, 102, 106, 108, 118, 122, 164
Kamille 19, 21, 27, 31, 33, 39, 47, 49, 61, 69, 71, 73, 95, 163, 173
Kapuzinerkresse 38, 167, 173
Keime 38, 46
Kerbel 167, 173
Kieselsäure 5, 29, 122, 123, 134, 152
Kinder 80, 92, 99, 122, 137, 153, 163
Kinderkrankheiten 80, 143, 153
Klimaeinflüsse 70, 72
Klimakterium 42, 111
Kneippsche Güsse 22
Knickfüße 103
Knoblauch 60, 61, 150, 167, 174
Knochen . . 35, 102, 104, 114, 116, 122, 125, 142, 146, 148, 154, 161
Knorpel 28, 116
Kochsalz 5, 116
Kohlendioxid 118
Kohlenhydrate 82, 84, 98
Kopfhaut 60
Kopfschmerzen 3, 26, 34, 42, 46, 62, 71, 107, 111, 115, 123, 162, 174
Koriander 167, 174
Kornblume 174
Kraftlosigkeit 106
Krähenfüße 123
Krampfadern . . 20, 108, 109, 123, 141, 157
Krämpfe 70, 111
Krankheitsgefühl 38, 40
Kreislauf 46, 67, 82, 173
Kreislaufbeschwerden 4, 12, 62, 64, 149
Kümmel 37, 83, 167
Kupfer 136, 140, 146, 156, 168
Kuren 107, 135, 141
Kutis 88

L

Lähmungsgefühl 110
Lamium album 6, 156
Lärmempfindlichkeit 70, 76
Latschenkiefer 81
Lavendel 25, 43, 71, 174
Lavendula augustifolia 25, 174
Lebensmittelunverträglichkeit 26
Leber 27, 30, 67, 76, 82, 85, 90, 106, 112, 124, 138, 140, 144, 145, 150, 160, 165, 167, 175
Lebererkrankungen 20, 30
Leberflecken 112
Lecithin 110
Lecithinstoffwechsel 110
Leistenbeugen 60
Levisticum officinale 175
Liebstöckel 167, 175
Linde 33, 41, 162, 163
Lippen 22, 57
Löffelkraut 175
Löwenzahn 6, 13, 31, 83, 87, 91, 105, 107, 109, 111, 113, 115, 119, 144, 165, 167, 175
Lunge 34, 64, 118, 153
Lymphknoten 103

M

Mädesüß 81
Magenschmerzen 79, 80, 112
Magnesium 5, 17, 19, 21, 25, 27, 29, 31, 33, 35, 37, 39, 41, 43, 45, 49, 51, 53, 55, 58, 63, 65, 66, 69, 70, 75, 77, 80, 83, 85, 91, 95, 99, 100, 111, 114, 115, 135, 139, 141, 142, 145, 146, 149, 151, 153, 156, 160, 161, 166, 168
Malva sylvestris 175
Malve 175
Mangan 136, 140, 142, 146, 154, 168
Mangelerkrankungen . . 56, 64, 86, 100, 106, 107, 130, 132, 135
Mangelernährung 54, 56, 62, 86
Mariendistel 31, 83
Massagen 36, 90
Matricaria recutita 19, 21, 27, 31, 33, 39, 47, 49, 61, 69, 71, 73, 95
Mattigkeit 40, 64, 82, 111, 112
Medikamente 12, 54, 70, 74, 90
Meditation 24, 42, 166
Meerrettich 167, 176
Melissa officinalis . 19, 25, 27, 31, 43, 51, 59, 63, 69, 77, 87, 176
Melisse 19, 25, 27, 31, 43, 51, 59, 63, 69, 77, 87, 166, 176
Menstruation 115, 137, 147, 157, 177
Mentha piperita . 37, 49, 71, 81, 87, 91, 176
Migräne . . 4, 34, 62, 70, 107, 115, 123, 149, 170, 174, 176
Milchsäure 86, 118
Milchsekretion 137
Milchzucker 100
Milz 67, 85, 106
Mineralstoffe 84
Mitesser 14, 57, 119
Mückenstiche 117
Müdigkeit 13, 24, 82, 89, 135
Mund 22, 56, 68, 72, 73, 80, 85, 94, 99, 110, 111, 143, 153, 155, 157, 175
Muskeln 34, 85, 110, 114, 118, 122
Muskelschmerzen 109, 115

N

Nacken 62, 77, 115, 160
Nägel 51, 60, 86, 102, 103, 122, 152
Nährstoffe 26, 106, 116, 130
Nahrungsergänzungsmittel 28, 100
Narben 103
Nase 16, 17, 22, 47, 104, 113, 120
Natrium 5, 13, 15, 17, 21, 23, 27, 29, 31, 33, 35, 37, 39, 43, 45, 47, 49, 51, 53, 55, 57, 58, 61, 63, 65, 66, 69, 71, 73, 75, 77, 80, 83, 85, 86, 89, 91, 95, 101, 116, 118, 120, 122, 124, 147, 149, 151, 153, 162, 163, 165, 168
Nelke 81, 95
Nerven . . 18, 49, 85, 95, 104, 110, 114, 116, 118, 142, 147, 166, 173
Nesselsucht 4, 74
Nieren 118, 147

O

Ocimum basilicum 170
Ödeme 74, 117, 121, 145
Ohren 22, 104, 106
Oreganum vulgare 172
Organsenkungen 103
Organuhr 4, 67
Osteoporose 34, 105, 123
Ozon 32

P

Pankreas 113, 120
Passiflora incarnata 25
Passionsblume 25, 43
Petersilie 6, 103, 105, 107, 109, 111, 113, 115, 117, 119, 121, 125, 146, 147, 151, 168, 176, 190
Petroselinum crispum 6, 146, 176
Petroselinum sativus 6, 83, 146
Pfefferminze 37, 49, 71, 81, 87, 91, 167, 176
Phosphor 105, 107, 111, 115, 119, 136, 142, 144, 146, 150, 156, 168
Pickel 14, 15, 118, 119
Pilzerkrankungen 60
Pimpinella anisum 37, 83
Pinus mugo 81
Plantago lanceolata 6, 41, 47, 152, 178
Potenz 39, 124
Prellungen 107, 139, 160
Prüfungen 111
Psyche 18, 142, 149
Psychische 42
Pubertät 14
Puls 24, 65
Purin 52, 83

Q

Quaddeln 16, 74
Quercus robur 21
Quetschungen 107, 139

R

Rauchen 14
Regeneration 85, 104, 105
Reinigung . . 38, 86, 124, 139, 141, 145, 153, 157
Reise 45, 69
Rettich 83
Rhaphanus sativus 83
Rheumatische Beschwerden 29, 34, 50, 80, 117, 119, 122, 124, 125, 135, 141, 145, 149, 170
Riechsäckchen 25
Ringelblume 21, 75, 176, 177
Röntgen 28, 34
Rosa canina 25, 173
Rose 25
Rosmarin 26
Rosmarinus officinalis . . 6, 81, 148, 176, 177
Rotklee 51, 55
Rubus fruticosus 45
Rubus idaeus 6, 142
Rückenschmerzen 48, 78

S

Salbei 41, 47, 51, 73, 95, 130, 163, 167, 177
Salix alba 81
Salvia officinalis 41, 47, 51, 73, 95, 177
Sambucus nigra 41, 47
Sanguisorba minor 178
Satureja hortensis 171
Sauerstoff 65, 85, 106, 112, 166
Säure-Basen-Haushalt 104, 116
Schafgarbe 49, 51, 87, 91, 167, 177
Schilddrüse 54
Schlaf 12, 24, 42, 48, 50, 62, 76, 77, 85, 102, 105, 110, 111, 114, 115, 166, 170, 176
Schleimbeutel 109
Schleimhäute . 50, 61, 81, 95, 108, 116, 117, 165
Schluckauf 137
Schmerzen . 4, 20, 30, 34, 35, 37, 38, 52, 53, 57, 62, 63, 69, 72, 76, 78, 79, 80, 94, 112, 115, 120, 139, 161
Schnittlauch 6, 103, 105, 107, 109, 111, 113, 121, 125, 149, 150, 151, 167, 169, 178

Schnupfen . . . 3, 46, 47, 105, 108, 109, 113, 152, 154, 162, 164
Schokoladenhunger . . . 115
Schöllkraut . . . 93
Schuppen . . . 54, 117
Schuppenflechte . . . 113
Schüßler-Salze . . . 35, 50, 80, 86, 96, 99, 100, 101, 124, 126, 129, 130, 132, 158, 160, 162, 163, 165, 166
Schüttelfrost . . . 121
Schwäche . . . 22, 119, 145, 163
Schwangerschaft . 22, 90, 95, 103, 143, 147, 149
Schwefel. 112, 113, 121, 125, 136, 146, 150, 156, 168
Schwellung . . . 57, 73, 88, 94, 108
Schwellungen . . . 34, 152, 153, 161
Schwielen . . . 59, 103
Schwindel . . . 22, 64, 112
Schwitzen . . . 104, 119
Sehnen . . . 34, 102, 103, 109, 161
Sekret . . . 32, 47, 108, 120, 124
Senf . . . 83, 85, 167
Sensibilität . . . 122
Silybum marianus . . . 83
Sodbrennen . . . 68, 80, 119
Solidago virgaurea . . . 39
Sonnenlicht . . . 14, 32, 56
Sorgen . . . 76
Speichelfluss . . . 95
Spitzwegerich . . . 6, 41, 47, 75, 103, 105, 107, 109, 111, 113, 115, 117, 119, 121, 123, 125, 152, 178
Sport . . . 10
Stoffwechsel . . 6, 7, 29, 82, 84, 86, 165, 167
Stoffwechselerkrankungen . . . 12
Strahlung . . . 43, 166
Stress . 12, 18, 48, 54, 55, 56, 62, 68, 70, 76, 82, 90, 174
Sulfur . . . 98, 112, 120, 124
Symphytum officinalis . . . 59, 81
Syzygium aromaticum . . . 81, 95

T

Taraxacum officinale . . . 6, 13, 31, 83, 87, 91, 144, 175
Taubnessel . 6, 103, 105, 107, 109, 111, 113, 115, 119, 121, 125, 156
Teufelskralle . . . 29
Thymian . . . 6, 26, 41, 47, 73, 103, 105, 107, 125, 130, 154, 155, 163, 167, 168, 178
Thymus vulgaris . . . 6, 41, 47, 73, 154, 178
Tics . . . 114
Tilia cordata . . . 17, 33, 41, 47
Tilia grandiflora . . . 17, 33, 47
Tränenfluss . . . 32, 116
Traubensilberkerze . . . 51
Trifolium pratense . . . 55
Tropaeolum majus . . . 173

U

Übelkeit 24, 62, 64, 68, 69, 70, 118, 137, 176
Überanstrengung . . . 33, 62, 79
Überbein . . . 103
Überforderung . . . 111
Übersäuerung . . . 43, 48, 55, 83
Ulkus . . . 30, 145
Umschläge . 6, 17, 28, 34, 74, 131, 160, 161
Ungeduld . . . 104, 114
Unruhe . . . 24, 115
Unterkühlung . . . 38, 46
Urtica dioica . . . 6, 35, 55, 61, 134, 171
Urticaria . . . 4, 74
Urtica urens . . . 75

V

Vaccinium myrtillus . . . 45
Valeriana officinalis 19, 25, 51, 63, 77, 87, 170
Venen . . . 20, 65
Verbrennung . . . 4, 85, 86, 88, 106, 117
Verdauung . . . 20, 26, 30, 36, 42, 45, 54, 60, 68, 85, 121, 137, 139, 147, 149, 151, 155, 171, 176, 177, 179
Verhärtung . . . 21, 103
Verklebungen . . . 109
Verrenkungen . . . 34, 62
Verspannungen . . . 34, 115, 160
Verstopfung 4, 20, 80, 90, 91, 107, 115, 117, 120, 121, 141
Viola tricoloris . . . 15, 43
Viren . . . 46, 56, 92
Vitamine 7, 24, 84, 136, 142, 144, 146
Völlegefühl . 36, 79, 112, 113, 119, 121, 137, 145, 149, 155

W

Wachstum 22, 103, 104, 105, 113, 125, 161
Waldmeister 63
Wärme . . . 34, 36, 46, 63, 81, 102, 106, 108, 110, 114, 118, 119, 120, 122, 162, 167
Warzen 4, 92
Waschungen 22, 52, 155
Wasserhaushalt . 71, 85, 116, 146, 148, 161
Wechseljahre 50, 54, 111
Wehen 147
Weide 81
Weißdorn 64, 66
Wermut 178
Wetterfühligkeit 111
Wickel 6, 28, 34, 52, 90, 131, 158, 160, 166
Wiesenknopf 178
Wunden 89, 107, 109, 153, 160
Würmer 141

Y

Ysop 179

Z

Zähne 4, 72, 78, 94, 102, 103
Zehen 60
Zellen . . 85, 86, 93, 102, 104, 106, 108, 110, 112, 116, 118, 120, 122
Zingiber officinale 83
Zink 54, 136, 140, 146, 156, 168
Zuckungen 114
Zugluft 32, 34, 122, 123
Zunge 162

Literatur und Quellenverzeichnis

i) Selbstbehandlung mit Schüßler-Salzen, Claudia-Victoria Schwörer, Weltbild-Verlag 2006

ii) Eine abgekürzte Therapie, Dr. med. Schüßler, 27. Auflage 1898

iii) Pschyrembel, Klinisches Wörterbuch; Verlag Walter de Gruyter, 256. Auflage

Leitfaden zur Biochemischen Verordnung, Arbeitskreis für praktische Biochemie im Fachverband Deutscher Heilpraktiker e.V.

Die Biochemie nach Dr. Schüßler, Joachim Broy, Foitzick Verlag GmbH, Augsburg 2009

Die Schüßler-Salze im Praxisalltag, Christina Schäfer, Dietrich Mühlberg, Monarda Publishing House, 2012

Antlitzdiagnose in der Biochemie nach Dr. Schüßler, Thomas Feichtinger, Susana Niedan, Haug Verlag 2002

Das Große Buch der Heilpflanzen, Apotheker M. Pahlow, Bechtermünz Verlag

Die erfolgreiche Teemischung, Peter A. Zizmann, Verlag Volksheilkunde 2001

Essbare Wildpflanzen, Steffen Guido Fleischhauer, Jürgen Guthmann, Roland Spiegelberger, 14. Auflage 2013, AT Verlag 2007

Omas Lexikon der Kräuter und Heilpflanzen, Weltbild Verlag 2005

Geheimnisse und Heilkräfte der Pflanzen, Readers Digest – Das Beste Verlag

Naturheilpraxis Heute, Elvira Bierbach, Urban & Fischer Verlag

Weitere Quellen im Internet:

iv www.wikipedia.de

http://www.helpster.de/wirkung-von-salbei_203528

http://heilpflanze.ch

http://www.heilpflanzen-welt.de/2008-07-Wehrhaft-und-majestaetisch-Die-Brennnessel/

www.lebensmittellexikon.de

http://www.naehrwertrechner.de – diverse Nährwerttabellen u. a. für Schmittlauch, Petersilie, Dill und Rosmarin

http://www.samenkiste.de/dtl_d_0079.htm

http://www.naturavetal.de/wissen/kleine-kraeuter-kunde/

http://www.wikipedia.de

Aufgrund der Schnellebigkeit des Internets kann für diese Quellenangaben weder in Form von Inhalt noch Existenz eine Gewähr übernommen werden. Die Angaben beziehen sich auf den Zeitpunkt der Veröffentlichung dieses Buches.

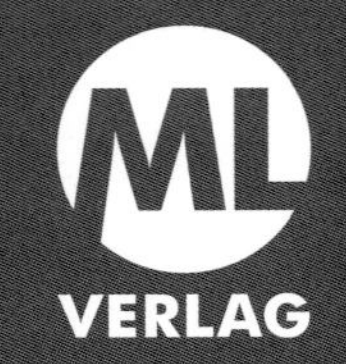

Stefen Mair / Dieter Grabow

Die traditionelle Rezeptierlehre

Das richtige Rezeptieren – für viele junge genauso wie für manchen erfahrenen Heilpraktiker ist die Methodik der traditionellen Rezeptierlehre keine gängige Praxis mehr. Gleichzeitig steigt jedoch tagtäglich die Vielfalt von Krankheits- und Beschwerdebilder bei den Patienten, sodass es oft nicht mehr ausreicht, eine Fertigarznei zu verschreiben.

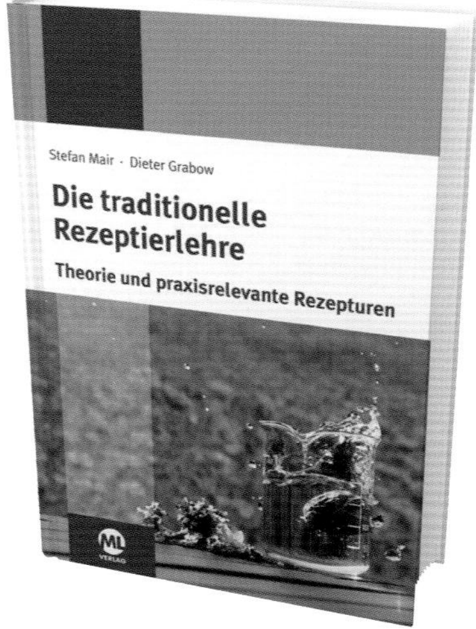

Mit dem Buch Die Traditionelle Rezepturlehre wird dieser Entwicklung entgegengewirkt. Es wendet sich an alle, die ihren Behandlungserfolg durch richtig abgestimmte Mischungen auf die Beschwerden des Patientens verbessern wollen.

Schritt für Schritt zeigen die Autoren mit vielen Abbildungen das Vorgehen bei der Erstellung von individuellen Rezepturen – sei es als Tee, Tinktur, Pulver, Salbe oder Globuli. Natürlich findet auch der Bereich Fertigarzneimittel seine Berücksichtigung. Eine Fülle an unterschiedlichsten Rezepturbeispielen bietet dem Leser eine gute Grundlage für die schnelle, einfache und praktische Umsetzung in der täglichen Arbeit.

Die Traditionelle Rezepturlehre ist ein kompaktes Lehrbuch zur Erstellung von individuellen Rezepturen in der Praxis.

1. Auflage 2015, Hardcover, 128 Seiten, ISBN: 978-3-944002-80-4 **29,95 Euro**

Bestellen Sie jetzt unter www.ml-buchverlag.de!

Bernhard Kranzberger / Stefan Mair

Pflanzenmonographien

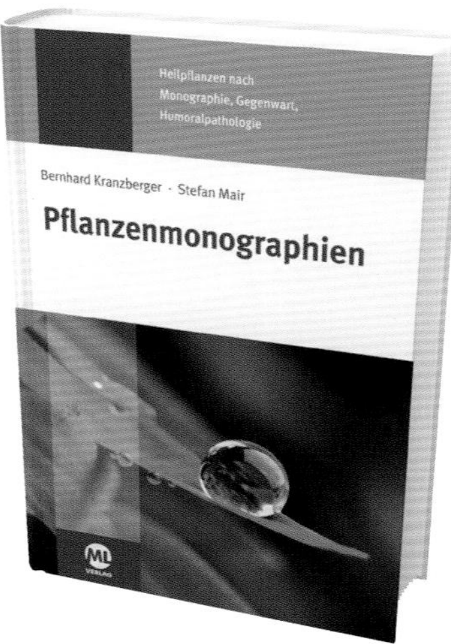

Dieses Buch - von den Autoren als Nachschlagewerk konzipiert - besitzt seinen Wert als Leitfaden zur Beurteilung der allgemeinen wie speziellen Charaktere der Heilpflanzen. Die Charakteristiken der Heilpflanzen, wie sie hier in drei Zeitebenen Darstellung finden, veranschaulichen eine lange Entwicklung von der Antike bis zur Neuzeit, wobei die Autoren es dem Leser überlassen zu entscheiden, welche der 3 Schichten der Naturerkenntnis vom pragmatischen Standpunkt aus vorzuziehen ist. Die als "Wirkprofil" gekennzeichnete humoralmedizinische Interpretation systemisch-funktionaler Wirkung der Heilpflanzen - für moderne Denkweisen im allgemeinen etwas ungewohnt - ist in der phytotherapeutischen Literatur vernachlässigt. Wir Menschen können jedoch nur den für uns beobachtbaren Anteil der Natur als Projektion erkennen. Aufgabe der Wissenschaft ist es aber, die Natur zubeschreiben, was die klassischen Heilkräuterbücher auch getan haben. Es ist daher sehr zu begrüßen, dass die Autoren sich dieser Recherchierarbeit unterzogen haben.

2. Auflage 2015, Hardcover, 542 Seiten,

ISBN: 978-3-945695-05-0 **59,95 Euro**

Peter Emmrich (Hrsg.)

Die 12 Schüßler-Salze

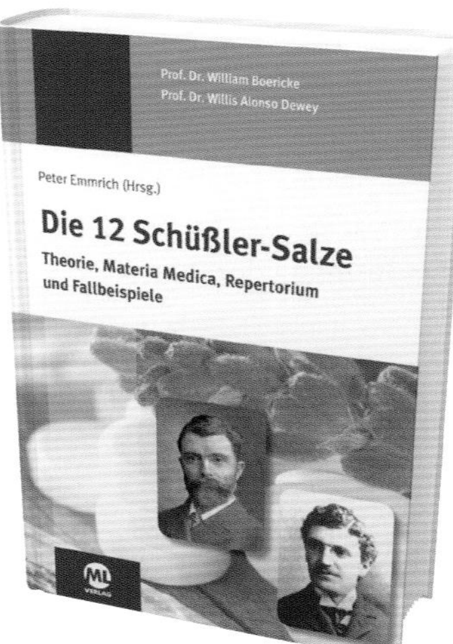

Das große Vermächtnis der beiden weltberühmten Homöopathen William Boericke und Willis Alonso Dewey und ihren weitreichenden Erfahrungen mit den 12 Schüßler-Salzen. Profitieren auch Sie von den Erkenntnissen aus dem Praxisalltag dieser beiden berühmten Homöopathie-Professoren. An vielen praktischen Fallberichten lassen sich außergewöhnliche Heilungsverläufe nachzeichnen, welche nur möglich waren, weil ihnen solide Arzneimittelkenntnisse dieser Mineralsalze vorlagen. Neben den zwölf ausführlichen Arzneimittelbeschreibungen - ergänzt durch klinisch verifizierte Symptome - lernen Sie sich rasch in leichter Weise in diese einfache und zugleich verkürzte Homöopathie einzuarbeiten.

2. Auflage 2015, Hardcover, 512 Seiten,

ISBN: 978-3-945695-23-4 **69,95 Euro**

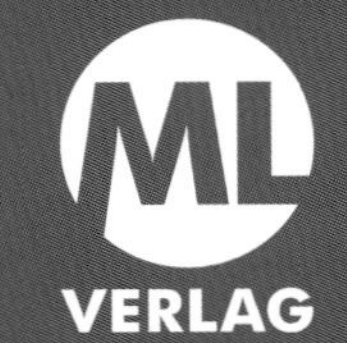

Didi Kümmerlen

Mineralstofftherapie nach Dr. Schüßler

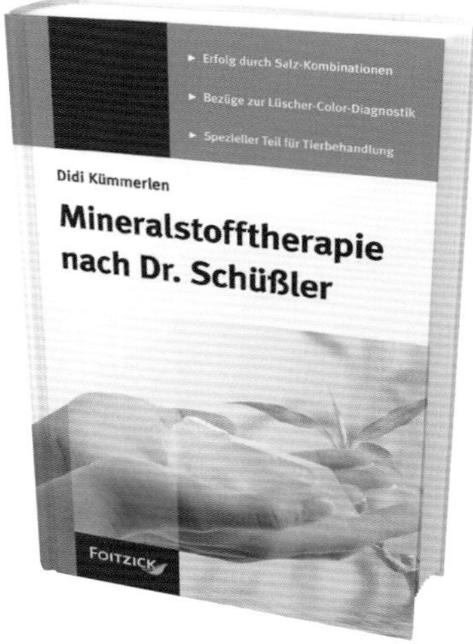

- Schüßler-Salze im Portrait
- ausführliche Darstellung der 24 Einzelsalze
- Therapieerfolg mit mehreren Salzen
- wann welche Salz-Kombination wirkt
- mehr als reine Theorie
- der erfahrene Therapeut und Dozent verrät viele praktische Tipps
- Signale der Persönlichkeit
- Zuordnung der Schüßler-Salze zur Lüscher-Color-Diagnostik
- Auch die Tiere kommen nicht zu kurz
- spezieller Teil für die Tierbehandlung mit Schüßler

2. Auflage 2014, Hardcover, 144 Seiten,

ISBN: 978-3-929338-69-0

29,95 Euro

Werner Hemm /Stefan Mair

Praktische Biochemie nach Dr. Schüßler

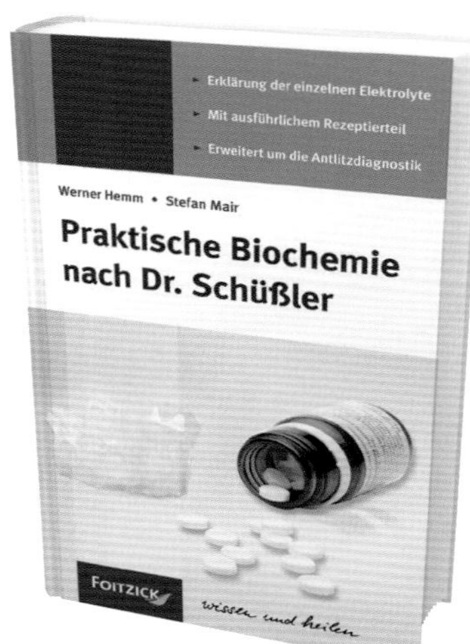

Mit Schüßler-Salzen erfolgreicher behandeln. Alle Elektrolyte, die Mittelcharakteristiken der 12 Haupt- und 12 Ergänzungsmittel. Differenzialtherapeutische Hinweise im Rezeptierteil.
Neu in der überarbeiteten, 2. Auflage – Antlitzdiagnostik für die Hauptmittel – differenzierte äußerliche Anwendung.
Für Einsteiger und Fortgeschrittene! Werner Hemm und Stefan Mair

2. Auflage 2009, Hardcover, 204 Seiten,

ISBN: 978-3-929338-51-5

39,95 Euro